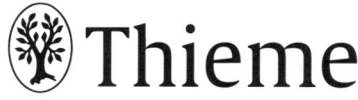

Praxisanleitung für Pflegeberufe

Beim Lernen begleiten

Sieglinde Denzel

unter Mitarbeit von Else Gnamm, Lucio Cecconi und Ulrich Mack

3., überarbeitete Auflage

Georg Thieme Verlag
Stuttgart · New York

Autorin:
Sieglinde Denzel, Dipl.-Psych.,
Martinsberg 14
78564 Reichenbach

Bibliografische Information
Der Deutschen Bibliothek

Die Deutsche Bibliothek verzeichnet diese Publikation in der Deutschen Nationalbibliografie: detaillierte bibliografische Daten sind im Internet über http://dnb.ddb.de abrufbar.

1. Auflage 1997
2. Auflage 2003
Die 1. und 2. Auflage erschienen unter der Autorenschaft Else Gnamm und Sieglinde Denzel.

Wichtiger Hinweis: Wie jede Wissenschaft ist die Medizin ständigen Entwicklungen unterworfen. Forschung und klinische Erfahrung erweitern unsere Erkenntnisse, insbesondere was Behandlung und medikamentöse Therapie anbelangt. Soweit in diesem Werk eine Dosierung oder eine Applikation erwähnt wird, darf der Leser zwar darauf vertrauen, dass Autoren, Herausgeber und Verlag große Sorgfalt darauf verwandt haben, dass diese Angabe **dem Wissensstand bei Fertigstellung des Werkes** entspricht.

Für Angaben über Dosierungsanweisungen und Applikationsformen kann vom Verlag jedoch keine Gewähr übernommen werden. **Jeder Benutzer ist angehalten**, durch sorgfältige Prüfung der Beipackzettel der verwendeten Präparate und gegebenenfalls nach Konsultation eines Spezialisten festzustellen, ob die dort gegebene Empfehlung für Dosierungen oder die Beachtung von Kontraindikationen gegenüber der Angabe in diesem Buch abweicht. Eine solche Prüfung ist besonders wichtig bei selten verwendeten Präparaten oder solchen, die neu auf den Markt gebracht worden sind. **Jede Dosierung oder Applikation erfolgt auf eigene Gefahr des Benutzers**. Autoren und Verlag appellieren an jeden Benutzer, ihm etwa auffallende Ungenauigkeiten dem Verlag mitzuteilen.

© 2007 Georg Thieme Verlag KG
Rüdigerstraße 14
D-70469 Stuttgart
Unsere Homepage: http://www.thieme.de

Printed in Germany

Umschlaggestaltung: Thieme Verlagsgruppe
Umschlagfoto: Alexander Fischer, Baden Baden
Satz: druckhaus köthen GmbH
Druck: Westermann Druck Zwickau GmbH

ISBN: 978-3-13-109823-8   1 2 3 4 5 6

Vorwort zur 1. Auflage

Die Arbeit an diesem Buch ist aus der erlebten Praxis heraus entstanden, im ständigen Dialog mit MitarbeiterInnen, PraxisanleiterInnen und SchülerInnen, die uns an ihren Fragen, Problemen und Wünschen teilhaben ließen.

Das Buch ist als ein Handbuch gedacht, im wahrsten Sinne des Wortes, das heißt als ein handlicher, rasch und konkret in die Praxis umsetzbarer Leitfaden. Es soll Orientierungshilfe sein für all jene, die SchülerInnen im pflegerischen und sozialpflegerischen Bereich beim Hineinwachsen in ihre spätere Berufstätigkeit anleiten und begleiten.

Der Bereich der Pflege und Betreuung steckt derzeit in einem tiefgreifenden Umbruch, denkt man etwa an die Einführung der Pflegeversicherung und die Diskussion um die Qualitätssicherung mit ihrer Standardisierung der Pflege, Veränderung der Ausbildungsanforderungen und Umstrukturierung der Institutionen. Dieser Wandel wird zum Teil als beunruhigend, ja negativ, zum Teil aber auch als neuer Impuls empfunden. In jedem Fall wird der Zusammenhang zwischen Qualität und Qualifizierung erkannt, Qualifizierung im Sinne einer Erhöhung fachlicher *und* sozialer Kompetenz.

Damit entsteht ein neues Bewusstsein für den Stellenwert der Ausbildung und für die Gruppe der Personen, die die Anleitung künftiger MitarbeiterInnen verantworten. Es stellt sich die Frage, wer mit der so wichtigen Aufgabe der Anleitung zu betrauen ist, begegnet man doch immer noch hier und da der Überzeugung: „Wer gut arbeitet, kann auch anleiten". Damit ist dem oben formulierten Ziel der Qualifizierung jedoch wohl kaum Rechnung getragen. Sicherlich ist hohe fachliche Kompetenz ein klares Kriterium für die Übernahme von Anleitungsfunktionen, doch von guten AnleiterInnen werden noch andere wesentliche Qualitäten verlangt: pädagogisches Geschick, Einfühlungsvermögen und nicht zuletzt ein hohes Maß an Bereitschaft zur Selbstreflexion.

Ziel des vorliegenden Buches ist es, denen, die sich dieser anspruchsvollen aber auch bereichernden Herausforderung stellen, konkrete Hilfen an die Hand zu geben, sie in problematischen Situationen zu begleiten, ihnen Mut zu machen und sie in ihrem Selbstvertrauen zu bestärken. Ausgangspunkt ist dabei immer das Bemühen um eine positive Beziehung zu den SchülerInnen, in welcher Anleitung als ein Gefühl der Solidarität mit dem Lernenden verstanden wird. Hier liegt die Basis für die Erreichung des längerfristigen Ziels wachsender fachlicher Kompetenz.

Bewusstes Anliegen war uns ein multiprofessioneller Ansatz, der mehrere sozialpflegerische Berufe integrierend in den Blick nimmt. Diese Multiprofessionalität findet ihren Ausdruck auch in der Zusammensetzung des Autorenteams, in dem VertreterInnen aus Alten-, Kranken- und Heilerziehungspflege, mit Praxis und Lehre vertraut, zu Wort kamen. Im zum Teil durchaus harten Zusammenprall der Meinungen wurden uns die unterschiedlichen Schwerpunkte der Anleitung in den verschiedenen Bereichen, aber auch Unterschiede im „Anleitungsstil" deutlich. Zugleich wuchs aber auch der Wunsch, dazu beizutragen, Grenzen abzubauen und zu einem Miteinander zu finden, in dem der eine vom anderen lernt. Wenn das mit diesem Buch ein wenig gelingen sollte, wäre schon viel erreicht.

Ganz großer Dank gebührt hier unseren beiden Co-Autoren Ulrich Mack und Lucio Cecconi, deren Fachkompetenz und konstruktive Kritik dem Text sehr gutgetan haben. Ihre wichtigen Beiträge haben das Buch erst „rund" gemacht.

Und schließlich sei den vielen MitarbeiterInnen, MentorInnen und SchülerInnen aus der Alten-, Kranken- und Heilerziehungspflege gedankt, die durch ihre Erfahrungen, ihre Anregungen und ihre kritischen Rückmeldungen unsere Arbeit überhaupt ermöglicht haben!

Zugleich bitten wir all jene, die sich mit dem Buch auseinandersetzen, ihrerseits um konstruktive Rückmeldung. Wir möchten von Ihnen, Ihren Erfahrungen und Wünschen lernen, das Buch noch besser gestalten zu können.

Januar 1997   Die Autorinnen

Vorwort zur Neuauflage

Spätestens seit PISA wissen wir, dass Lernen in unserer Zeit anders funktionieren muss, weil die Zusammenhänge umfassender, die Wirklichkeit komplexer geworden ist. Es gilt, vernetzt zu denken, problemorientiert zu lernen, situationsangemessen zu handeln. Zugleich werden Fähigkeiten, die der emotionalen Intelligenz zuzuordnen sind, wie Einfühlungsvermögen, Führungsqualität und gute kommunikative Fertigkeiten, gleichsam neu entdeckt und als entscheidender Faktor professioneller Handlungskompetenz gefordert. Ein Lernangebot im Kontext der „Echtarbeit", wie es die sozialpflegerische Praxisanleitung bietet, passt gut zu diesen neuen Lernbedürfnissen und wird zum wichtigen Impulsgeber für den theoretischen Unterricht.

Zeit, sich als Lehrende und Autorin ebenfalls auf den Lernweg zu begeben und das mittlerweile bewährte Handbuch zur Praxisanleitung den neuen Erfordernissen ein Stück weit anzupassen. Die ursprüngliche Intention, drei sozialpflegerische Berufsgruppen (Krankenpflege, Altenpflege, Heilerziehungspflege) gleichermaßen anzusprechen, wurde beibehalten, wobei im organisatorischen Teil die Gestaltung pflegerischer Anleitung im Mittelpunkt steht. Mit gutem Grund wird nach wie vor den für alle Tätigkeitsfelder entscheidenden Bereichen Sozial- und Personalkompetenz der Anleitenden das größte Gewicht eingeräumt. Zugleich sollte der Text möglichst angenehm und flüssig lesbar sein, um das Buch zu einem wirklichen Begleiter im oft anstrengenden Anleitungsalltag zu machen.

Mein Dank geht an die vielen Schüler(innen) und Praxisanleiter(innen), die mich an ihren Erfahrungen teilhaben ließen und von denen ich unendlich viel gelernt habe und hoffentlich weiter lernen werde. Gerne möchte ich diesen Lernprozess ausweiten auf die Nutzer(innen) dieses Buches: Ich freue mich über Anregungen, Wünsche, konstruktive Kritik (wie sie funktioniert, steht in Kap. 3.5) und Erfahrungsberichte.

Reichenbach, August 2007

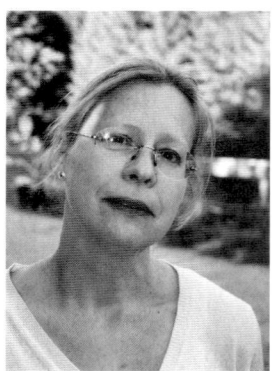

Linde Denzel

Inhaltsverzeichnis

3 „Du" sagen – die Anleiter-Schüler-Beziehung 29

4 „Wir" sagen – die Beziehung Anleiter-Schüler-Team 49

5 Zielgeleitet fördern und fordern – Anleitung im Lernprozess .. 57

6 Raum zum Lernen – Rahmenbedingungen für Praxisphasen .. 69

7 Wahrnehmen und verstehen – die ersten Lernschritte 79

8 Demonstrationen, Übungen, Standards – Hilfen zur Handlungskompetenz 85

9 Die Beurteilung – ein Kapitel für sich 97

1 │ Praxisanleitung als Abenteuer

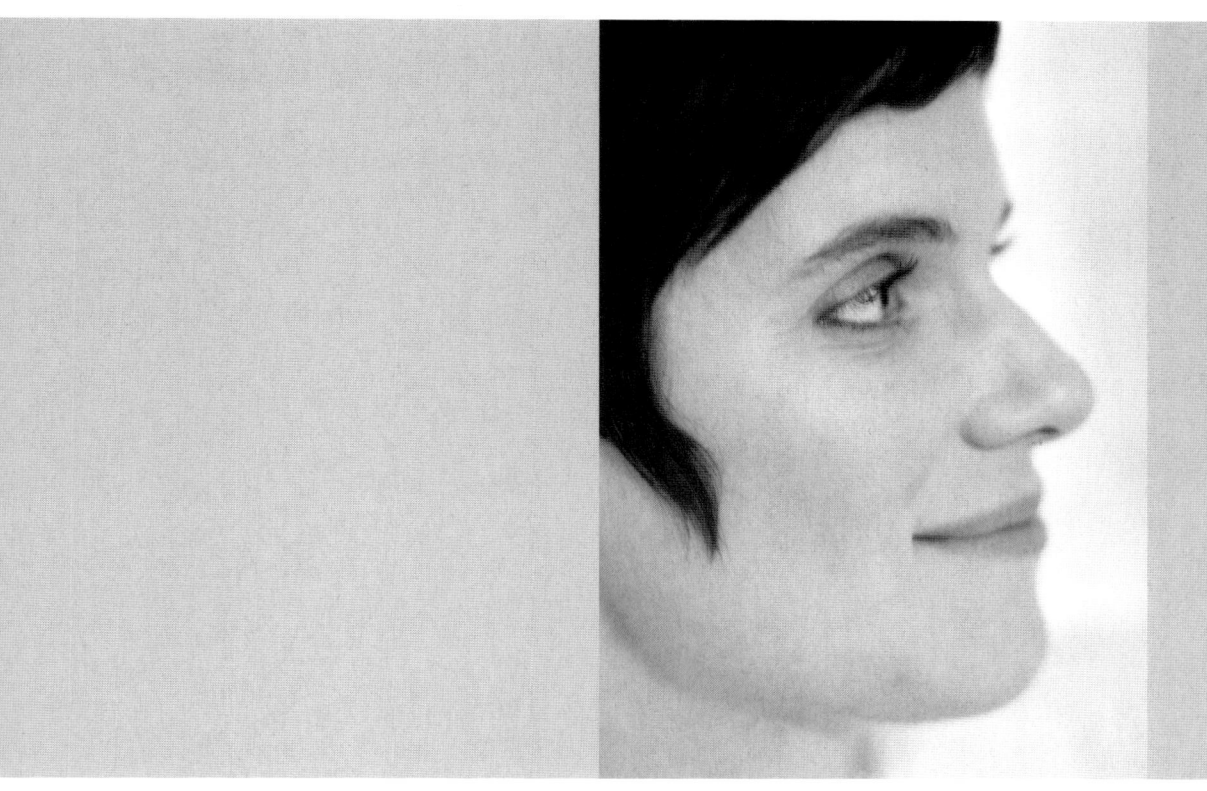

Überblick

1.1 Anleitung in sozialpflegerischen Berufen – Versuch eines integrativen Ansatzes

Zielgruppen des Buches

Das vorliegende Buch soll Leitfaden, Anregung und Reflexionsrahmen für frischgebackene und erfahrene Anleiter(innen) in den Berufsfeldern der Altenpflege, der Krankenpflege und der Heilerziehungspflege sein. Das ist zweifellos ein hochgestecktes Ziel: Da sind zum einen die sicherlich in vielem unterschiedlich gelagerten Fragen und Bedürfnisse der „Neulinge" und der „alten Hasen" im Anleitungsgeschäft. Und da sind drei Berufsgruppen, die sich bei aller Gemeinsamkeit in ihrem Grundanliegen, Menschen zu helfen, doch stark voneinander unterscheiden, was z. B. den zu betreuenden Personenkreis angeht, die Ziele der Arbeit, und auch die Ausbildungsvoraussetzungen und -wege.

Kann, was für Neulinge gesagt wird, auch für Fortgeschrittene interessant sein und umgekehrt? Wir meinen: ja.

Für Neueinsteiger ist es fraglos unerlässlich, sich einen Einblick in das gesamte Spektrum der Anleitertätigkeit zu erarbeiten, entsprechendes fachliches, pädagogisches und psychologisches Wissen zu erwerben und in der Praxis zu erproben. Damit dies möglich ist, ist es notwendig, das Anleitungsgeschehen in seiner ganzen Vielschichtigkeit in den Blick zu nehmen.

Für erfahrene Anleiter wiederum mag es wichtig sein, zu den gesammelten Erfahrungen in Distanz zu gehen und sie in einem nächsten Schritt vielleicht aus einer neuen, veränderten Perspektive zu betrachten. Im Mittelpunkt steht hier die Möglichkeit, Wissen aufzufrischen, sich Anregung für Problemsituationen zu holen, das eigene Selbstverständnis und Verhalten zu reflektieren.

Im Hinblick auf diese unterschiedlichen und jeweils gleich ernst zu nehmenden Bedürfnisse sind die über das Buch verteilten Anregungen und Reflexionsanstöße so konzipiert, dass sie vom eigenen Schwerpunkt her verstanden und auf die ganz persönliche Situation zugeschnitten werden können.

Integrierende Perspektive als Chance

Schwerer wiegt die Frage, ob sich für die Alten- oder Krankenpflege entwickelte Anleitungskonzepte für die Situation der Heilerziehungspflege fruchtbar machen lassen – und umgekehrt. Diese Frage ist aufgrund der oben angedeuteten Unterschiede sicherlich nur bedingt zu bejahen. Einerseits wirken sich unterschiedliche Arbeitsfelder und Zielsetzungen auch auf die Formen der Anleitung aus, andererseits ist das Bemühen um einen integrativen Ansatz ein Gebot der Zeit, angesichts der massiven Veränderungen auf dem Sektor der Betreuung und Pflege.

Diese Veränderungen bringen es u. a. mit sich, dass sich die Praxisbereiche stärker berühren. Die zunehmende Bedeutung pflegerischer Aspekte durch die Tendenz zu immer mehr älteren, z. T. psychisch stark veränderten zu Betreuenden in der Altenpflege und die Zunahme schwerst-/mehrfach behinderter Betreuter in den stationären Einrichtungen der Behindertenhilfe bestätigen dies. Eine logische Folge ist die z. T. schon in der Erprobungsphase stehende gemeinsame Grundausbildung in der Pflege für die drei Berufsgruppen.

Einen weiteren wichtigen Berührungspunkt schafft die Tatsache, dass in der Praxis bereits viele Absolvent(inn)en sozialpflegerischer Ausbildungsstätten berufsübergreifend tätig sind, und zwar in multiprofessionellen Teams: Da arbeiten Heilerziehungspfleger(innen) in Altenheimen, Altenpfleger(innen) in psychiatrischen Einrichtungen, Krankenschwestern in der ambulanten und stationären Alten- und Behindertenversorgung. Und viele von ihnen üben, unabhängig von ihrer beruflichen Herkunft, eine Anleitungsfunktion in ihrem jetzigen Tätigkeitsbereich aus. Der Blick über den Tellerrand des eigenen, berufsspezifischen Arbeitsfeldes ist hier schon längst Realität.

Die gegenseitige Ergänzung der Berufsgruppen und der Erfahrungsaustausch scheinen vor diesem Hintergrund ebenso reizvoll wie notwendig. Man lernt, die Dinge mit den Augen des anderen zu sehen, schaut sich vielleicht die eine oder andere Bewältigungsstrategie ab. Oder man entdeckt auch ganz bewusst die unterschiedlichen Gewichtungen, begreift, dass ein und dieselbe Situation ganz unterschiedlich wahrgenommen werden kann, und dass die verschiedenen Perspektiven sich eigentlich positiv ergänzen.

Ein Ziel dieses Buches ist es deshalb, eingebunden in ein einheitliches Anleitungskonzept, Momentaufnahmen aus den unterschiedlichen Arbeitsfeldern zu vermitteln. Wir möchten den Anleitenden, die ja aus den verschiedensten Arbeitsfeldern kommen und häufig mit Lernenden aus anderen Berufsgruppen zu tun haben, Mut machen zum Hinhören und Hinschauen. Denn gerade beim Thema Anleitung wird immer wieder auch die Berechtigung eines einheitlichen Ansatzes deutlich.

Gemeinsames Ziel: gute Anleitung

Dennoch wird die Auseinandersetzung mit der Anleitungsaufgabe natürlich immer von berufsspezifischen Prägungen und Rollendefinitionen bestimmt sein. Aus diesem Grund ist es angezeigt, sich einen kurzen Überblick über die Praxisfelder, den Alltag und den Personenkreis, mit dem die verschiedenen Berufsgruppen arbeiten, zu verschaffen und ihre je spezifische Perspektive kennenzulernen.

1.2 ⋮ Altenpflege

Arbeitsfelder und zu betreuender Personenkreis

Altenpfleger(innen) finden heute nach Beendigung der dreijährigen Ausbildungszeit und Erlangung der staatlichen Anerkennung ein relativ vielfältiges Spektrum an beruflichen Möglichkeiten vor. Neben ihrem klassischen Tätigkeitsbereich in Alten- bzw. Altenpflegeheimen arbeiten Altenpfleger(innen) verstärkt in der ambulanten Pflege, z. B. in Sozialstationen, bei privaten Pflegediensten, vereinzelt auch in der Privatpflege, in Tagesstätten für alte Menschen, in gerontopsychiatrischen Heimen und Tageskliniken, in der Psychiatrie, hier wieder verstärkt auf gerontopsychiatrischen Stationen, aber auch in Behinderteneinrichtungen.

Das Arbeitsfeld der Altenpflege erlebt zurzeit einen Umbruch durch den verstärkten Trend zur ambulanten Versorgung und eine massive Zunahme psychisch veränderter und stark pflegebedürftiger alter Menschen im stationären Bereich. Vor allem die Arbeit mit psychisch veränderten oder verwirrten alten Menschen, die einen immer breiteren Raum einnimmt, ist eine große Herausforderung.

Tätigkeitsschwerpunkte und berufsspezifische Prägungen

Einen alten Menschen – auch und gerade einen desorientierten oder völlig bettlägerigen alten Menschen – vor dem Hintergrund seines gelebten Lebens zu sehen und zu verstehen, Fähigkeiten und geistige Ressourcen zu erhalten und andererseits bereit zu sein, eine Verschlechterung zu akzeptieren und Abschied zu nehmen, ist eine fachlich und psychisch anspruchsvolle Aufgabe. Hier ist die Praxisanleitung – ähnlich wie in den anderen sozialpflegerischen Berufen – in besonderer Weise gefordert, die Schülerin/den Schüler nicht nur im Erwerb pflegerischer Kompetenz zu fördern, sondern sie/ihn auch im Hinblick auf psychosoziale Lern- und Entwicklungsprozesse einfühlsam zu begleiten.

Die beiden Schwerpunkte der Altenpflege, die entsprechend breit in der Ausbildung und damit auch im fachpraktischen Ausbildungsteil vertreten sind, sind der medizinisch-pflegerische Bereich und der Bereich der Mobilisierung und Aktivierung, in dem es um die Erhaltung und Entfaltung vorhandener geistiger und körperlicher Ressourcen der Betreuten geht. Mit dieser Zielsetzung steht die Altenpflege gleichsam zwischen der Krankenpflege und der stärker pädagogisch orientierten Heilerziehungspflege, wobei die Altenpflege natürlich vorrangig gerontomedizinisches bzw. geriatrisches Wissen verlangt.

Diese Zwischenstellung wird wohl ebenso häufig positiv gewertet wie problematisiert. Eine Altenpflegeschülerin berichtet etwa nach dem Krankenhauspraktikum, die Patienten hätten sie eigens auf ihre so einfühlsam, wohltuend und gründlich durchgeführten Pflegehandlungen angesprochen und nach ihrem beruflichen Hintergrund gefragt: „Wenn Sie kommen, freuen wir uns immer." Ganz anders nahm die für die Schülerin zuständige Mentorin, eine Krankenschwester, die Situation wahr. Sie bemängelte, dass die Schülerin für alles „viel zu lange gebraucht" habe und dadurch keine Hilfe, sondern fast eher eine Belastung auf der Station gewesen sei. Hier wird, abgesehen von allen denkbaren anderen Aspekten – die Schülerin könnte z. B. wirklich langsam gewesen sein oder ihre Anleiterin war eifersüchtig auf ihren „Erfolg" bei den Patienten – ein grundlegender Unterschied in der Gewichtung der Anteile des eigenen Tuns deutlich.

Ähnlich ungeduldige Reaktionen wie die Krankenschwester zeigte wiederum eine Anleiterin in der Altenpflege einem Heilerziehungspflegeschüler gegenüber. Gewöhnt an improvisierte, der rasch wechselnden Aufnahmefähigkeit der alten Menschen angepasste, kurze „Aktivierungen", warf sie dem Schüler vor, er brauche für die Planung und Vorbereitung seiner Maßnahmen soviel Zeit und Material, dass es kaum einmal zur Durchführung komme, und seine Vorstellungen von dem, was die Bewohner noch leisten könnten, seien ohnehin viel zu hochgeschraubt. Der Schüler dagegen hatte das Gefühl, dass die Bewohner „außer ein bisschen Singen und Vorlesen" keinerlei interessante Anregung hätten. Er plante einen kurzen Ausflug in ein kleines Heimatmuseum, der letztlich bei der – zugegebenermaßen relativ kleinen – Gruppe, die mitging, großen Anklang fand und zum Anknüpfungspunkt für weitere Angebote wurde.

1.3 ┆ Krankenpflege

1.3.1 ┆ Arbeitsfelder und zu betreuender Personenkreis

Auch eine Krankenschwester/ein Krankenpfleger findet nach dreijähriger Ausbildung vielfältige berufliche Möglichkeiten vor. Die grundsätzliche Entscheidung für sie/für ihn ist, ob sie/er eine stationäre oder ambulante Pflegetätigkeit ausüben möchte. Der zu betreuende Personenkreis umfasst Kranke aller Altersstufen.

Der am häufigsten gewählte Arbeitsplatz nach der Ausbildung ist das Krankenhaus, das mit seinen verschiedenen Disziplinen eine Vielzahl an Spezialisierungsmöglichkeiten bietet wie z. B. im Operationsdienst, in der Intensivpflege, Chirurgie, Orthopädie, Inneren Medizin, Gynäkologie, Geriatrie, usw. Zunächst besteht bei den „Frischexaminierten" häufig der Wunsch, ihr Fachwissen zu vertiefen und praktische Erfahrungen zu sammeln, um sich später entweder in einem Fachgebiet zu spezialisieren, oder für eine ambulante Tätigkeit gut gerüstet zu sein.

1.3.2 ┆ Tätigkeitsschwerpunkte

Die Tätigkeitsschwerpunkte im Krankenhaus sind
- Aufnahme und Betreuung von Kranken, häufig in Akutsituationen, wie z. B. Herzinfarkt, Schlaganfall, Verletzung nach einem Unfall,
- Planung und Durchführung individueller und ganzheitlicher Pflegemaßnahmen,
- Anregung gesundheitsfördernder und -erhaltender Maßnahmen wie z. B. Diabetikerschulung, physikalische Maßnahmen, Ernährungsfragen,
- Hilfestellung bei der Eingliederung bzw. Wiedereingliederung in den Lebensraum des Kranken, evtl. in Zusammenarbeit mit dem Sozialdienst und/oder mit den Angehörigen (z. B. beim Umzug in ein Pflegeheim),
- Begleitung und Unterstützung von Kranken aller Altersstufen, auch in ihrer letzten Lebensphase.

Die Arbeit ambulant tätiger Krankenschwestern/Krankenpfleger findet in der Regel in Diakonie- oder Sozialstationen statt, seit Einführung der Pflegeversicherung auch zunehmend bei privaten Pflegediensten. Der ambulant zu betreuende Personenkreis entspricht im Allgemeinen dem der ambulant tätigen Altenpfleger(innen).

Empathie für den kranken Menschen

Schüler(innen) lernen in der Krankenpflegeschule theoretisch den Umgang mit dem Patienten kennen. In verschiedenen Lehrformen (z. B. Fallbesprechungen, Rollenspielen) wird im Laufe der Ausbildung versucht, ihnen die individuelle Situation eines Menschen in seiner Krankheit nahezubringen. Sie sollen für die psychische Belastung einer Erkrankung und die Bedeutung von Lebenskrisen Verständnis entwickeln, sensibel werden für akute und chronische Schmerzzustände, für Abhängigkeit, Hilflosigkeit und Pflegebedürftigkeit. Erfahren und erleben können sie derartige kritische Situationen im Klassenzimmer nur kognitiv. Die Fähigkeit, sich in die reale Situation eines Kranken hineinzuversetzen, ist jedoch nur begrenzt theoretisch zu vermitteln.

In der Praxis werden diese Situationen täglich mit allen Sinnen erlebt. Hier haben die Anleiter(innen) durch gezielte Beobachtungsaufgaben und Hinweise die Möglichkeit, der Schülerin/dem Schüler einen menschlichen und individuellen Umgang mit Patienten auf der Erlebnisebene zu vermitteln und die entsprechenden Lernziele anzuvisieren. Die Vorbereitung auf belastende Situationen, Hilfestellung während der Betreuung von schwer kranken Patienten und Entlastung in Nachgesprächen sind hier wichtige Instrumente. Damit kann die anleitende Person das Einfühlungsvermögen der Lernenden und ihr Verständnis für die Situation des Kranken fördern.

1.4 ┆ Heilerziehungspflege

1.4.1 ┆ Arbeitsfelder und zu betreuender Personenkreis

Das Berufsfeld des Heilerziehungspflegers hat in den letzten Jahren eine deutliche Ausweitung erfahren. Entsprechend dieser unterschiedlichen Tätigkeitsfelder sieht sich ein(e) in der Ausbildung befindliche(r) Heilerziehungspfleger(in) nicht mehr nur der klassischen Zielgruppe der geistig behinderten Menschen in Vollzeiteinrichtungen gegenübergestellt, sondern Menschen mit ganz unterschiedlichen Einschränkungen in vielfältigen Betreuungsformen. Das

Grundsatzpapier der Bundesarbeitsgemeinschaft der Ausbildungsstätten für Heilerziehungspflege nennt u. a. Tagesstätten, Sozialstationen, Sprachfördereinrichtungen, Freizeitstätten, Beratungsstellen, Ambulante Dienste, Berufsbildungswerke, Sonderschulen, beschützende Werkstätten. In Baden-Württemberg sind Heilerziehungspfleger(innen) auch als Fachkräfte in Regelkindergärten anerkannt. Es versteht sich von selbst, dass Praxisanleitung diesen speziellen Bedingungen der Klientel Rechnung tragen muss. Ein einheitliches Fachpraxiskonzept ist deshalb nicht zu verwirklichen.

Bildungspläne und berufsspezifische Prägungen

Aufgrund der Differenzierung des Praxisfeldes bleiben die Aussagen zur fachpraktischen Ausbildung in der Heilerziehungspflegeverordnung eher allgemein: „Die fachpraktische Ausbildung dient der Entwicklung sozialpädagogischer und pflegerischer Kompetenzen durch Anwendung, Erprobung und Übung der im Unterricht erworbenen Kenntnisse, Fertigkeiten und Fähigkeiten." (APrO HeilErzPfl 2004, § 5) Auch die hier genannten Lehrplaneinheiten könnten in Lernzielkatalogen anderer sozialpflegerischer Ausbildungen stehen: Gestaltung des Alltags, Wahrnehmung besonderer Aufgaben, Begleiten und Fördern, Kennenlernen weiterer Arbeitsbereiche, rechtliche Aspekte, Selbstwahrnehmung. Unterschiede zwischen den Berufsgruppen werden erst deutlich, wenn es um die Umsetzung von Zielen geht. In multiprofessionellen Teams – die in der Behindertenhilfe immer häufiger anzutreffen sind – kann man die Grundsatzdiskussionen erleben, die z. B. entstehen, wenn zwischen pflegerisch ausgebildeten Mitarbeiter(inne)n und pädagogisch orientierten Kolleg(inn)en Fragen der Hygiene, Körperpflege oder des Selbstbestimmungsrechts des Einzelnen thematisiert werden.

Von einer Krankenschwester, die als „medizinische Fachkraft" in sozialpsychiatrischen Wohngruppen

ihre ersten Erfahrungen mit Heilerziehungspfleger (inne)n machte, stammen folgende Aussagen:

▪ „Mein Vorschlag, bei Frau X mal wieder einen Blutzuckertest zu machen, wurde als übertriebene Fürsorglichkeit hingestellt. Die pädagogischen Mitarbeiter wollten die Bewohnerin nicht zum medizinischen Fall umdefinieren".
▪ „Dass die Tupfer schon älter und vielleicht hygienisch nicht mehr ganz einwandfrei waren, war anscheinend allein mein Problem. Es wurde mir das Gefühl vermittelt, dass es wirklich Wichtigeres gäbe".
▪ „Die Ablehnung von Einmalhandschuhen war eindeutig. Die Mitarbeiter hatten das Gefühl, damit auf Distanz zum Bewohner zu gehen".
▪ „Das Tragen von weißen Arbeitskitteln passte nicht ins Konzept. Man wollte nicht das Gefühl haben, in einer Klinik zu arbeiten".
▪ „Niemand wollte in die Handhabung des neuen Patienten-Lifters eingewiesen werden. Die Abwehrhaltung hatte, wie ich später erfuhr, mit der Vorstellung zu tun, dieses Pflegehilfsmittel hätte etwas von einer eisernen Schwester an sich".

Einer Heilerziehungspflegerin fiel dagegen an ihrer „Kollegin Krankenschwester" auf, dass sie es „nicht gelernt hatte, auch einmal nichts zu tun, sich herauszuhalten und abzuwarten, was vonseiten des Bewohners kommt". Dass es auf einer Wohngruppe für geistig behinderte Erwachsene darum geht, mit diesen Menschen zu leben und nicht ständig an ihnen etwas zu tun, war für die von der Betriebsamkeit des Krankenhauses geprägte Pflegefachkraft mit einem Umgewöhnungsprozess verbunden.

Auch wenn sich nicht alle diese Einzelaussagen verallgemeinern lassen, wird doch deutlich, dass es Unterschiede in der Gewichtung und Einschätzung einzelner Betreuungsaufgaben gibt. Die Mitarbeiter verschiedener Berufsgruppen werden, gemäß ihrer subjektiven Wahrnehmung und beruflichen Sozialisation, jeweils eigene Schwerpunkte setzen.

1.5 ⋮ Die Aufgabe der Praxisanleitung

Die Absolvent(inn)en aller drei hier vorgestellten Ausbildungsrichtungen eint ein entscheidendes Grundmotiv: Das Bestreben, Menschen, die in irgendeiner Weise hilfsbedürftig sind, einfühlsam zu begleiten, ihre Probleme zu lindern und ihr Befinden zu bessern. Noch stärker stimmen die jeweiligen

Anleiter(innen) in ihrem Grundanliegen überein: Sie möchten Personen mit den oben geschilderten Motiven beim Erwerb der erforderlichen professionellen Handlungskompetenz im Umfeld der Praxis fördern und begleiten. Mag das Anleitungsgeschehen dabei fachlich-inhaltlich variieren, die von der Anleitungsperson selbst geforderten Kompetenzen sind identisch: Neben der je nach Tätigkeitsgebiet spezifischen fachlichen Kompetenz ist es vor allem die soziale und personale Kompetenz und die pädagogisch-didaktische Kompetenz, die im Anleitungsgeschäft gefordert sind. Während die Fachkompetenz im erfolgreichen Absolvieren der entsprechenden Fachausbildung sichergestellt sein sollte, sowie in eventuellen Weiterqualifikationen und im Sammeln praktischer Erfahrungen durch mehrjährige Berufstätigkeit, geht es in der Qualifizierung für eine Anleiter- oder Mentorentätigkeit vorrangig um die beiden anderen Kompetenzfelder. Sie bilden folgerichtig den Schwerpunkt dieses Buches.

1.5.1 Der Anleiter an der Schnittstelle zwischen dem Lernort Schule und dem Lernort Praxis

(Sozial)pflegerische Ausbildungen bauen auf einer für das Lernen eigentlich äußerst wünschenswerten engen Verzahnung der beiden Lernorte Schule und Praxisstelle auf. Während die Schule in besonderer Weise für die Vermittlung von Fachwissen verantwortlich ist, soll in der Praxis dieses Wissen mit konkretem Handeln verknüpft und auf diese Weise in berufliche Handlungskompetenz überführt werden.

In § 3 der KrPflAprV werden die Aufgaben der Praxisanleitung im Zusammenspiel mit der Schule benannt:

1. *„Während der praktischen Ausbildung … sind die Kenntnisse und Fähigkeiten zu vermitteln, die nach § 3 des Krankenpflegegesetzes erforderlich sind. Es ist Gelegenheit zu geben, die im Unterricht erworbenen Kenntnisse zu vertiefen und zu lernen, sie bei der späteren beruflichen Tätigkeit anzuwenden.“*
2. *„Die Einrichtungen der praktischen Ausbildung stellen die Praxisanleitung der Schülerinnen und Schüler … durch geeignete Fachkräfte sicher. Aufgabe der Praxisanleitung ist es, die Schülerinnen und Schüler schrittweise an die eigenständige Wahrnehmung der beruflichen Aufgaben heranzuführen und die Verbindung mit der Schule zu gewährleisten …“*
3. *„Die Schulen stellen die Praxisbegleitung der Schülerinnen und Schüler in den Einrichtungen der praktischen Ausbildung … sicher. Aufgabe der Lehrkräfte der Schulen ist es, die Schülerinnen und Schüler in den Einrichtungen zu betreuen und die für die Praxisanleitung zuständigen Fachkräfte zu beraten. Dies ist auch durch regelmäßige persönliche Anwesenheit in den Einrichtungen zu gewährleisten.“*

(Schewior-Popp, 2005, S. 166)

Ein Problem der bisherigen Ausbildung war hierbei, dass die beiden Lernorte oft recht unverbunden nebeneinander standen, trotz entsprechender Schnittstellen wie Praxisbesuche der Fachdozent(inn)en, Praxisaufgaben, gemeinsame Beurteilung durch Praxisanleiter(in) und Dozentin/Dozenten für Fachpraxis. Im schlimmsten Fall herrschte gar beiderseitiges Unverständnis für das Vorgehen am jeweils anderen Lernort. Diese Situation bringt die Lernenden zwangsläufig in einen verschärften Theorie-Praxis-Konflikt, der von vielen Auszubildenden massiv empfunden wurde.

Ein Ziel der Neuordnung der Lehrpläne für die (sozial)pflegerische Ausbildung in Lernfelder war es, die Kluft zwischen den Lernorten zu verringern und das Lernen stärker an die Aufgaben der Praxis anzubinden. Den Lernenden soll damit der Raum geboten werden, Wissen unmittelbar situationsangemessen erproben zu können, problemorientierter und selbstständiger zu lernen und zu arbeiten und vernetzter zu denken.

Damit das Lernfeldkonzept tatsächlich für effektiveres Lernen nutzbar gemacht werden kann, ist eine stärkere Kooperation der beiden Lernorte notwendig. Die Lehrer(innen) für Pflege oder Fachpraxis werden zu echten „Praxisbegleiter(inne)n“ (Huber, 2006), die die fachpraktische Ausbildung der Schülerin/des Schülers in intensivem Austausch mit der Praxisstelle verantworten sollen. Neue Lernangebote wie Lernräume, Lehrstationen und ähnliches werden erprobt, neue Formen der Lernortkooperation entwickelt.

Eine funktionierende Lernortvernetzung gibt der Praxisanleitung die Möglichkeit, ihrerseits Impulse zu stärker problem- und handlungsorientierter Wissensvermittlung in den schulischen Bereich einzubringen und zugleich in der Praxis selbst auf verknüpfendes Denken und daraus resultierendes situationsangemessenes Handeln hinzuwirken (Theorie-Praxis-Theorie-Transfer). Die didaktischen Anforderungen an die Anleiter(innen) sind damit vielleicht etwas höher, ihre Aufgabe ist aber auch eindeutig spannender geworden.

Aber auch in ihrer Persönlichkeits- und Sozialkompetenz sind Praxisanleiter(innen) verstärkt gefordert. Sie versuchen durch ihr gesamtes eigenes Verhalten und entsprechende Hinweise die Sozialkompetenz der Lernenden zu formen, sie in ihrer beruflichen Identitätsfindung zu unterstützen und zu teamfähigen Mitarbeiter(innen) zu machen.

Die Anleitungsperson begleitet die Schülerin/den Schüler bei der praktischen Umsetzung des in der Schule erworbenen Wissens, leitet sie/ihn in einfachen wie komplexen Arbeitsgängen an, korrigiert

Fehler, gibt Anregungen. Sie ist Diskussions- und Ansprechpartner für Fragen der Schülerin/des Schülers und bei eventuell auftauchenden Problemen der Schülerin/des Schülers mit dem Team oder in der Beziehung zu den betreuten Menschen.

Daneben steht die Anleitungsperson im Austausch mit der Ausbildungsstätte und den übergeordneten Instanzen der Institution (Heim-, Pflegedienst-, Wohngruppenleitung). Sie unterstützt die Schülerin/den Schüler bei der Vorbereitung auf Praxisprüfungen seitens der Schule, begleitet die Schülerin/den Schüler darin, das im „Studienbuch" oder „Praxisleitfaden" vorgesehene Aufgabensoll zu erarbeiten und zu üben und beurteilt die Schülerin/den Schüler am Ende der Praxisphasen (Kap. 5 – 9). Bei der praktischen Abschlussprüfung ist die Anleitungsperson beteiligt und erfährt Rückmeldung über die Qualität der Schülerleistungen ebenso wie über den Erfolg ihrer Anleitungsbemühungen (Kap. 9).

Doch Praxisanleitung hat – wie gesagt – nicht nur das Ziel, der Schülerin/dem Schüler zu einer soliden beruflichen Qualifikation zu verhelfen. Anleitung ist in erster Linie Beziehungsarbeit, in der die Anleiterin/der Anleiter in vielfacher Weise zum „Lotsen" oder gar zum pädagogischen oder psychologischen Modell im vielschichtigen Bereich zwischenmenschlichen Umgangs wird und auf die Persönlichkeitsbildung der Schülerin/des Schülers einwirkt. Auf jeden Fall wird das in der Praxisanleitung und in der Begegnung mit der Mentorin/dem Mentor Erlebte in positiver wie in negativer Hinsicht mitbestimmend für die Berufsmotivation und den späteren Arbeitsstil der Schülerin/des Schülers sein (Kap. 3, 4).

Um diese Aufgaben gut bewältigen zu können braucht die Anleiterin/der Anleiter Wissen über die Wirkkräfte menschlicher Interaktion, gute kommunikative Fertigkeiten, die Fähigkeit, sich empathisch auf die Lernenden einzulassen und nicht zuletzt ein gutes Selbstmanagement. Sie/Er muss wissen, wie Menschen, in diesem besonderen Fall Erwachsene, lernen, wie man sie motiviert und wie Lernprozesse effektiver gestaltet werden können. Sie/Er muss aber auch die Fähigkeit besitzen, sich immer stärker aus dem aktiven Stützen zurückzuziehen und die Schülerin/den Schüler in die Selbstständigkeit zu entlassen.

1.5.2 ⋮ Anleitungsqualifikation

Diesem anspruchsvollen Arbeitsauftrag entsprechend ist Praxisanleitung mittlerweile grundsätzlich an eine Qualifikation gekoppelt. Wie diese Qualifikation im Einzelnen gestaltet wird, variiert leicht, je nach Berufs-

feld und Anbieter. Während für Praxisanleiter(innen) in der Krankenpflege eine Mindestqualifikation von 200 Stunden vorgeschrieben ist, wird in der Alten- und Heilerziehungspflege eine Fortbildung im Umfang von 160 Stunden verlangt. In einem Positionspapier des Deutschen Bildungsrates für Pflegeberufe zur Vernetzung von theoretischer und praktischer Pflegeausbildung aus dem Jahr 2004 wird vorgeschlagen, die Qualifizierungsmaßnahmen „ausschließlich für Inhalte mit berufpädagogischer Relevanz zu nutzen und auszurichten auf problem-, erfahrungs- und handlungsorientiertes Lernen" (ebd. S. 13 aus Schewior-Popp, 2005, S. 35). Diese Empfehlung lässt sich ohne Weiteres auch auf die Inhalte der Praxisanleitungskurse der beiden anderen Berufsfelder übertragen.

Als Aufgaben der Praxisanleitung werden im oben zitierten Papier definiert:
- „Einführung in das jeweilige Berufsfeld konkreter Pflegepraxis,
- Integration von theoretischen Ausbildungsinhalten in praktische Tätigkeit,
- Hilfe zur Entwicklung personen- und prozessorientiert gestalteter Pflege,
- Begleitung individueller Lernerfahrungen der Lernenden,
- Teilnahme an ausbildungsrelevanter Regelkommunikation,
- Mitwirkung bei Bewertung und Benotung fachpraktischer Leistungen" (ebd. S. 10, Schewior-Popp S. 36).

Ersetzt man den Begriff „Pflege" im dritten Punkt durch „Betreuung", wie sie im Mittelpunkt der Heilerziehungspflege steht, so kann auch hier eine Übereinstimmung im Anleitungsauftrag festgestellt werden. Allerdings begreifen sich Heilerziehungspfleger(innen) immer mehr als Assistent(inn)en der behinderten Menschen – ein Bild, das die Eigenständigkeit des betreuten/zu pflegenden Menschen unterstreicht und damit wiederum gut mit dem neuen Begriff der „Gesundheits- und Krankenpflege" und dem erklärten Ziel der Ressourcenbewahrung in der Altenpflege zusammengeht.

1.5.3 ⋮ Begriffsklärung

Noch herrscht auf dem Gebiet der Anleitung einige Begriffsverwirrung, was die Bezeichnungen der verschiedenen Funktionen angeht.

Die Anleitungsrolle wird in den Institutionen unterschiedlich delegiert. Zum Einen gibt es den aus

Tab. 1.1 ⋮ Bezeichnungen für Personen, Dokumente, fachpraktische Aufgaben

Bezeichnungen für Schüler:	Schüler, Fachschüler, Studierende, Ausbildungteilnehmer, Auszubildende, Seminaristen
In der Praxis für die Ausbildung von Schülern verantwortlich:	Praxisanleiter, Mentor, Gruppenleitung
Von der Schule angestellte und beauftragte Personen:	Lehrer/Dozent für Fachpraxis, Praxislehrer/-dozent, Praxisbegleiter
Ausbildungsvorgaben und Nachweise:	Studienbuch, Praxisleitfaden, Ausbildungsplan, Lernzielkatalog
Fachpraktische Aufgaben	Praxisproben, Einzel- u. Gruppenpraxisstunden, Arbeitsproben, Anleitungsproben, Hospitationen, Fördervorhaben, Anleitungsassistenzen, Teamgespräche, Praxisprojekte, Praktika usw.

dem Team kommenden Praxisanleiter, auf dessen Position im vorliegenden Buch meist Bezug genommen wird. Oft wird aber die Praxisanleitung auch einer/m als „Mentorin" bzw. „Mentor" bezeichnete(n) Mitarbeiter(in) übertragen, die/der für alle Auszubildenden der Einrichtung zuständig ist und dafür von anderen Aufgaben entbunden wurde.

Aus Gründen der Übersichtlichkeit haben wir uns bewusst auf jeweils eine Bezeichnung beschränkt und verwenden durchgängig das Begriffspaar Anleiter – Schüler bzw. Lernender, einfach als Bezeichnung zweier klar definierter Rollen.

Obwohl in den Berufsfeldern der Altenpflege, Krankenpflege und Heilerziehungspflege bekanntermaßen überwiegend Frauen tätig sind, wird wiederum der Einfachheit halber nur die Maskulinform gebraucht, die in diesem Fall nichts anderes sein soll als eine Funktionsbezeichnung.

1.6 ⋮ Das „Basislager" – Beginn des Abenteuers Anleitung

Um der beschriebenen Herausforderung mit Spaß an der Sache gerecht werden zu können, bedarf es einer „Grundausrüstung". Es geht darum, sich zunächst die inneren und äußeren Anforderungen der Situation bewusst zu machen und dann die entsprechenden „Ausrüstungsgegenstände" zurechtzulegen:

Möglichkeit zum kollegialen Austausch

Der Anleiter braucht Menschen außerhalb seines Teams, mit denen er seine Anleitungserfahrungen austauschen kann und die seine Ansprechpartner bei Fragen sind.

Kooperation im Team

Der Anleiter braucht die Unterstützung und Mitarbeit des Teams. In der praktischen Situation ist Co-Anleitung durchaus realistisch und vertretbar, sofern sichergestellt ist, dass bei Fragen, Problemen und Rückmeldungen allgemeinerer Art der Anleiter als Bezugsperson zur Verfügung steht. Durch eine solche zeitweilige Arbeitsteilung haben auch andere im Team die Möglichkeit, Anleitungserfahrungen zu sammeln und fühlen sich in den Anleitungsprozess mit eingebunden. Dem Anleiter fällt hierbei die Rolle des Koordinators zu.

Beitrag des Schülers

Der Anleiter braucht die Kooperationsbereitschaft des Schülers. Der Schüler kann und soll unbedingt in die Planung des Anleitungsgeschehens einbezogen werden. Er lernt dabei, die Zwänge und Forderungen des normalen Arbeitsablaufes mit seinen Bedürfnissen als Schüler in Beziehung zu setzen und kann zugleich – abgestimmt auf seinen Ausbildungsstand – die ersten Schritte in eigenverantwortliches Handeln einüben.

Dialog mit der Ausbildungsstätte

Der Anleiter braucht den Kontakt zur Einrichtung und zur Schule, um inhaltliche Richtlinien für sein Anleitungskonzept zu erhalten und immer wieder auf dem neuesten Stand zu sein und umgekehrt durch seine Rückmeldungen aus der Praxis den Schulunterricht nicht zu theorielastig werden zu lassen.

Gute Zeitabsprachen

Der Anleiter braucht Absprachen mit allen Beteiligten zum Ablauf und zeitlichen Rahmen der Anleitung. Ein gemeinsam mit dem ganzen Team vereinbarter Zeitplan erspart, bei allen durch die aktuelle Situation vielleicht notwendig werdenden Abweichungen, unnötiges Kämpfen um Anleitungszeit.

Ständige Selbstreflexion

Der Anleiter muss neben den Erwartungen der anderen auch seine eigenen klären, was seine Rolle und sein Selbstverständnis als Anleiter betrifft (s. Kap. 2). Dazu braucht er immer wieder auch die heilsame Distanz zu seiner Rolle und zu seinem Verhalten und Rückmeldung aus dem Team wie auch vom Schüler.

Anleitungswissen

Vor allem aber braucht er fachliches, pädagogisches und psychologisches Wissen darüber, was Anleitung bedeutet. Er braucht Fachwissen und Techniken, die ihm helfen, auf positive Weise mit dem Schüler und dem Team in Beziehung zu treten und Konfliktsituationen zu bewältigen. Er braucht ein Anleitungskonzept, an dem er sich orientieren und auf das er immer wieder zurückgreifen kann.

1.7 ┊ „Wo stehe ich?" – ein persönliches Fazit

Es ist Zeit für eine Bestandsaufnahme in Ihrem „Basislager". Die nachfolgende Fragenliste soll Ihnen dabei helfen.

1. Orientierung und Begleitung
- Welche Schulungs-/Fortbildungsmöglichkeiten nutze ich/habe ich besucht?
- Gibt es Kontakte zu anderen Anleitern (etwa über Arbeitsgruppen)?
- Wer ist mein nächster Ansprechpartner?

2. Absprachen und Klärung von Rahmenbedingungen

Welche Erwartungen sind da
- beim Team?
- beim Schüler?
- bei anderen Instanzen der Einrichtung?
- bei der Schule?

Zeit:
- Wie ist meine Anleitungsfunktion zeitlich umschrieben?
- Welche Zeiten wären zur Anleitung geeignet?

Team:
- Wo kann ich mir im Team für meine Anleitungsfunktion Unterstützung holen?
- Wer übernimmt eventuell notwendig werdende Co-Anleitung?
- Welche Stärken im Team sind für die Anleitungssituation wichtig?

Lernangebot:
- Welchen Spielraum hat der Schüler?
- Welche Lernmöglichkeiten bieten wir dem Schüler?
- Wie ist die Kooperation mit der Schule geregelt?

3. Termine und Gespräche für Auswertungseinheiten während der Praxisphase
- Wann gibt es Gesprächsmöglichkeiten für Schüler und Anleiter?
- Wann und in welchen Abständen können die regelmäßigen Auswertungseinheiten mit dem Schüler stattfinden?
- Wo bestehen Austauschmöglichkeiten für Anleiter, Schüler und Team über die von allen gemachten Erfahrungen?

4. Wo stehe ich selbst?
- Worauf freue ich mich bei der Anleitung am meisten?
- Wer ist mein Anleitungsvorbild?
- Wer ist mein „Antimodell"?
- Was erwarte ich für mich selbst Positives von der Anleitungssituation?
- Welche Impulse sehe ich für das Team?
- Was ist meine schlimmste Befürchtung für die Anleitungssituation?
- Was möchte ich dem Schüler unbedingt weitergeben?

2 Ich sagen – das Selbstverständnis des Anleiters

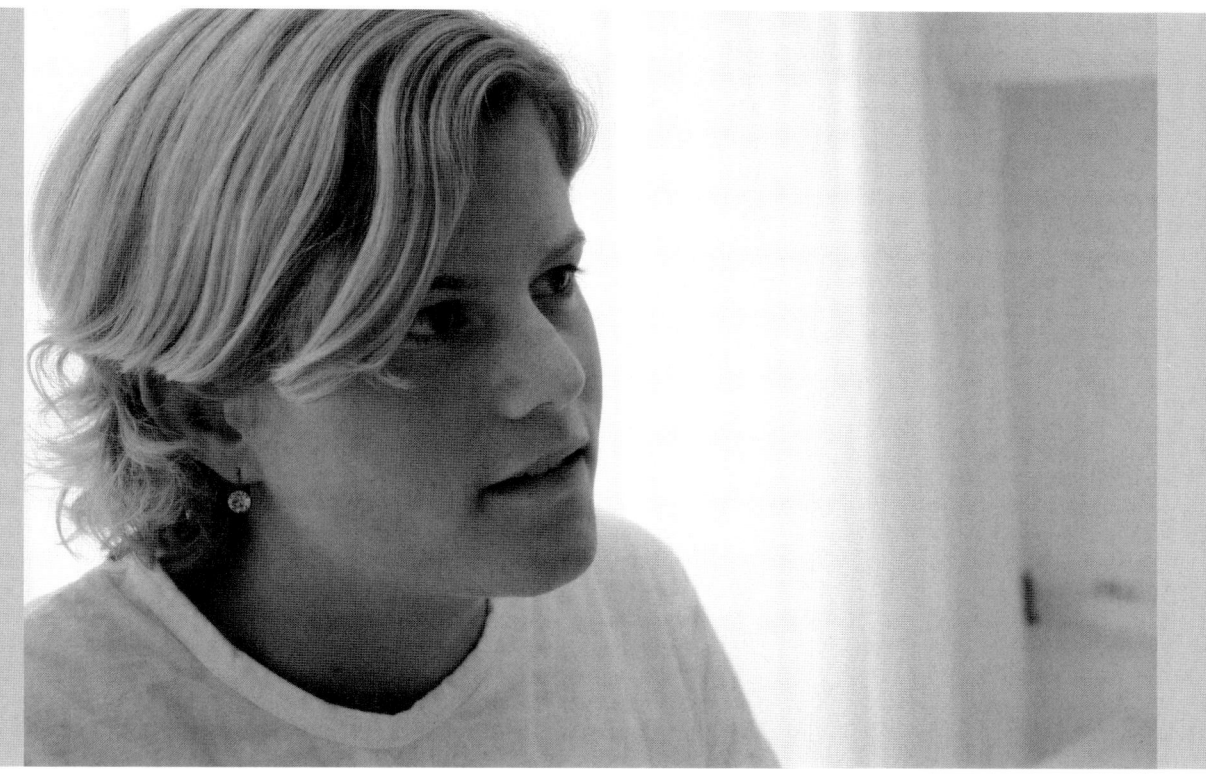

Überblick

2.1   Eine Rolle – viele Forderungen

B *Beispiel 1:*
„Eigentlich war es von Beginn der Ausbildung an mein Ziel, mal eine Stellung mit Verantwortung zu haben, Schüler anzuleiten oder eine Stationsleitung zu übernehmen. Ich hatte so viele Ideen, was ich besser machen wollte. Aber jetzt würde ich manchmal am liebsten alles hinschmeißen. Ich habe das Gefühl, dass alle gegen mich sind: Heimleitung, Pflegedienstleitung, Mitarbeiter, Heimbewohner und dazu noch die Schülerin – jeder will was von mir. Ich merke selbst, wie mir dabei jeder Schwung verloren geht, und dass ich eigentlich nichts von dem umsetze, was ich wollte."
(Ein Anleiter in der Altenpflege)

B *Beispiel 2:*
„Anfangs habe ich mich bei der Anleitung wahnsinnig unter Druck gesetzt – ich wollte einfach hundertfünfzigprozentig sein. Bis ich gemerkt habe, dass ich durch meinen Perfektionismus in eine ganz ungute Position gerate. Keine Schülerin konnte mir was recht machen, und dazu kam ich mir wie der ärmste Mensch auf Station vor. Ich habe alle mit meiner Hektik und Gereiztheit angesteckt. Es war gar nicht so leicht, mir einzugestehen, dass meine Ansprüche überhöht waren. Aber noch schwerer war es, mit den anderen offen darüber zu reden. Geholfen hat mir der Austausch mit Kolleginnen, die auch Schüler anleiten. Heute plane ich meine Arbeit sehr viel realistischer und spreche mich mehr mit den anderen ab. Sobald ich merke, dass ich Dinge wie Schülergespräche vergesse und ständig genervt bin, weiß ich, dass ich mich zurücknehmen muss." (Eine Anleiterin in der Krankenpflege)

Besonders wer neu ins Anleitungsgeschäft hineinwächst, aber auch der erfahrene Anleiter, sieht sich immer wieder Problemen gegenüber, die weniger mit dem pädagogischen oder inhaltlichen Aspekt von Anleitung zu tun haben als vielmehr mit der Anleiterrolle und den verschiedenen Forderungen und (Selbst)-Überforderungen, die damit verbunden werden. Während der Anleiter in Beispiel 1 ganz in der Überforderungssituation steckt, hat die Anleiterin in Beispiel 2 Wege gefunden, bewusst mit sich und ihrem Aufgabenbereich umzugehen.

Im Rahmen einer Mentorenfortbildung für Heilerziehungspfleger wurden Anleiter dazu befragt, welche äußeren und inneren Ursachen ihrer Ansicht nach zu einem „negativen", d.h. der Anleitungssituation abträglichen Anleiterverhalten führen. Genannt wurden die folgenden Punkte:

- das Eingebundensein des Anleiters in allzu vielfältige Rollen und Anforderungen,
- die ständige Zeitknappheit,
- die beschränkte Handlungsfreiheit (Fremdbestimmtheit) des Anleiters durch Druck von anderen Instanzen (Leitung, Ausbildungsstätte),
- negative persönliche Befindlichkeit des Anleiters,
- Unsicherheit des Anleiters,
- die Schwierigkeit, sich mit der eigenen Rolle zu identifizieren,
- überhöhte Leitbilder des Anleiters, durch die er sich überfordert,
- eigene, z.T. negative Anleitungserfahrungen,
- negativ erlebtes, z.B. gleichgültiges oder störendes Schülerverhalten,
- Antipathie gegenüber dem Schüler, Fehlen der „gleiche Wellenlänge" zwischen Anleiter und Schüler.

Es fällt auf, dass die ersten acht Punkte alle in den Bereich der Rahmenbedingungen sowie des Rollen- und Selbstverständnisses des Anleiters fallen und nur die beiden letzten Aspekte unmittelbar die Anleiter-Schüler-Beziehung betreffen (s. Kap. 3).

2.2   Das Rollenverständnis des Anleiters

2.2.1   Das „System Team" – inoffizielle Rollensegmente

Wer eine Anleitungsfunktion übernimmt, beginnt damit kein neues Leben, er bleibt Teil desselben Systems, ja – noch schwieriger – Teil mehrerer Systeme, wie z.B. berufliches Umfeld, Familie, Freundeskreis usw. Jedes dieser Systeme trägt sich selbst, „funktioniert" durch das Zusammenwirken aller seiner Teile, ein Zusammenwirken, das sich meist über längere Zeit eingespielt hat.

Festhalten am Drehbuch garantiert Ordnung

Jeder Mitspieler in diesem Stück hat seine ganz eigene Rolle. Das Zusammenspiel und das Gleichgewicht, das sich so selbst aufrecht hält, muss dabei durchaus nicht immer harmonisch sein. Die Funktion des „Sündenbocks", des „Störenfrieds" kann darin ebenso fest eingebaut sein, wie der Part des „Friedensstifters" und des „Spaßvogels".

P *Anregung: Betrachten Sie einmal unter diesem Blickwinkel Ihr eigenes Team: Gibt es nicht auch da die „Stillen", die „Hilfsbereiten", aber auch die, die allen gewaltig auf die Nerven gehen und die anderen dadurch solidarisch zusammenschweißen? Würde nicht etwas fehlen oder sich zumindest tiefgreifend verändern, wenn sie sich plötzlich anders verhalten würden? Gibt es in Ihrem Team vielleicht schon „Skripte" zum Schülerverhalten?*

Mit der Übernahme einer Anleitungsfunktion durch einen der Mitspieler und dem Hinzukommen eines neuen Darstellers, des Schülers, kommt Bewegung in das eingespielte „System Team". Häufig aber spürt zunächst nur der Anleiter, dass sich seine Rolle geändert hat, ändern muss, während die Anderen noch versuchen, am alten Drehbuch festzuhalten. Das führt zu Belastungen für Anleiter und Schüler und zu Spannungen im Team.

2.2.2 : Das „System Institution" – offizielle Rollensegmente

Doch die Anleiterrolle hat noch weit mehr Dimensionen. Sie ist ebenso definiert von Forderungen ganz verschiedener Bezugsgruppen wie von Forderungen, die der Anleiter an sich selbst stellt.

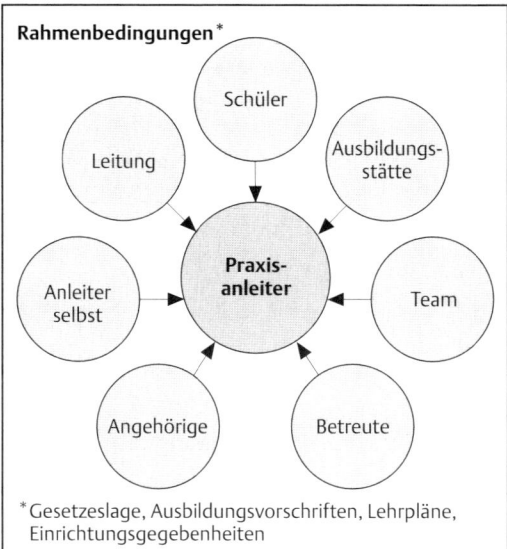

*Gesetzeslage, Ausbildungsvorschriften, Lehrpläne, Einrichtungsgegebenheiten

Abb. 2.1 ▪ Anforderungen an den Praxisanleiter.

Die Protagonisten des Stücks „Praxisanleitung" bewegen sich mit ihrer Rollengestaltung nicht allein im zwischenmenschlichen Raum. Den Hintergrund des Geschehens, die „Bühne" bilden die Rahmenbedingungen wie

- gesetzliche Vorgaben zur Anleitung,
- curriculare, inhaltliche Vorgaben (Lernfelder),
- institutionelle Rahmenbedingungen,
- Zeitbudget.

2.2.3 : Wenn Forderungen kollidieren: Rollenkonflikte

In jedem Fall läuft die Erfüllung der Vielzahl von Rollenanforderungen nicht ohne Konflikte ab, die bewältigt werden müssen. Diese Konflikte ergeben sich zum einen aus der Reibung zwischen zwei Rollen, z.B. „Pfleger sein" und „Anleiter sein" (Inter-Rollenkonflikt). Aber auch innerhalb einer einzigen Rolle können verschiedene Forderungen aufeinanderprallen, wenn z.B. das Team ganz andere Erwartungen an den Anleiter hat als der Schüler (Intra-Rollenkonflikt).

Typische Konflikte in der Anleitungssituation entstehen

- wenn die Kooperation mit dem anderen Lernort, der Ausbildungsstätte, nicht gut funktioniert,
- wenn Kollegen wenig Verständnis für den Arbeitsaufwand der Anleitung zeigen oder sich ohne Absprache in die Anleitung einmischen,
- wenn die Leitungsebene wenig Unterstützung für die Anleitungssituation gibt,
- wenn der Lernende andere Wünsche und Vorstellungen von Anleitung hat als der Anleiter.

Das Hadern mit sich selbst

Außerdem sind da noch unsere persönlichen Vorstellungen davon, wie wir selbst unsere Rolle erfüllen möchten. Besonders schmerzhaft ist der Konflikt, der aufbricht, wenn es unmöglich ist, den eigenen Forderungen an sich selbst gerecht zu werden. So kann es mir etwa schwer zu schaffen machen, wenn ich durch die Anleitungsfunktion nicht mehr soviel Zeit für die Menschen habe, die ich betreue. Oder aber, wenn ich im Team nicht mehr wie bisher für andere einspringen kann. Oder, wenn ich merke, dass ich bestimmte Fragen des Schülers nicht, wie ich es eigentlich von mir erwarte, auf Anhieb beantworten kann, ja wenn ich mich möglicherweise sogar durch das, was er aus der Schule mitbringt, in meinem eigenen Arbeitsstil und beruflichen Selbstbewusstsein verunsichert fühle.

2.3 ⋮ Wichtige Partner im Stück „Praxisanleitung"

2.3.1 ⋮ Der Schüler

Der Schüler ist in der Regel auf die (momentanen) Lernmöglichkeiten der jeweiligen (Pflege-)Gruppe/ Station angewiesen und wird in seinem Lernprozess beeinflusst durch
- seine eigene Einstellung zu Krankheit, Altern, Behinderung und Pflegebedürftigkeit,
- sein Alter, Geschlecht, seinen Familienstand, seine soziale Einbindung,
- seine psychische und körperliche Belastbarkeit,
- seine Fähigkeit, Zusammenhänge zu erkennen und Maßnahmen umzusetzen,
- seine praktischen Vorerfahrungen,
- die Unterstützung seitens der Schule.

Jede neue Praxisphase, besonders die allererste im Ausbildungsverlauf, wird daher mit besonderer Spannung erwartet.

Wünsche der Schüler

Vor Beginn eines neuen Praxisblockes haben Schüler einer Altenpflegeschule ihre Erwartungen gesammelt. Sie wünschten sich:
- Zeit, Verständnis und Geduld beim Anleiter,
- dieselben Dienstzeiten für Anleiter und Schüler,
- einen einheitlichen Pflege- und Betreuungsstil,
- klare Vorgaben und eine systematische Anleitung,
- Integration in die bestehende Gruppe/Station,
- keine Über- oder Unterforderung,
- eindeutige Informationen, nicht zu viele Fremdwörter am Anfang,
- die Beteiligung an möglichst vielen Tätigkeiten,
- Hilfe in besonders belastenden Situationen,
- konstruktive Rückmeldungen, Anerkennung, Ermunterung und eine objektive Beurteilung am Schluss.

Die meisten Schüler freuten sich darauf, (endlich wieder) praktisch arbeiten zu dürfen. Einige hatten Sorge, dass zu hohe Erwartungen an sie gestellt würden und sie ihre Anleiter enttäuschen könnten. Diese Sorge war vor allem bei theoretisch besonders gut benoteten Schülern anzutreffen, häufig nach Zwischenprüfungen. Gemeinsam war jedoch bei allen der Wunsch vorhanden, möglichst schnell in das bestehende Team aufgenommen zu werden, ein gutes Arbeitsklima anzutreffen und nicht nur zur Be-

lastung, sondern möglichst bald auch zur Entlastung wenigstens in Teilbereichen beizutragen.

Wünsche der Anleiter

Unabhängig davon sammelten auch Pflegekräfte bei einer Praxisanleiter-Fortbildung (derselben Schule) ihre Erwartungen an neue Schüler. Schon beim Nachdenken wurde ihnen bewusst, dass sie feste Vorstellungen von den Eigenschaften und Fähigkeiten ihres zukünftigen Schülers hatten und ihre Erwartungen oft unrealistisch waren. Sie beschlossen, in Zukunft offener und toleranter mit solchen Schülern umzugehen, die nicht ihrem Wunschbild entsprechen und sie so anzunehmen, wie sie sind, nämlich ihre guten Seiten zu sehen und zu bestärken, und sie dort zu unterstützen, wo sie nach ihrer Ansicht Schwächen zeigen (s. 5.6, S. 65 f).

Folgende Wünsche wurden genannt, die Aufzählung erfolgt nach Häufigkeit der Nennung:
- Körperliche und psychische Belastbarkeit,
- Interesse am Beruf und Engagement,
- Zunehmende Entlastung der Mitarbeiter durch den Zuwachs an Handlungskompetenz des Schülers,
- Zuverlässigkeit und Pünktlichkeit,
- Achtung vor den zu Betreuenden,
- Offenheit,
- Eigeninitiative und Eigenverantwortlichkeit,
- Verständnis für die Situation und das Verhalten der zu Betreuenden,
- Teamfähigkeit,
- Ehrlichkeit,
- Kontaktfreudigkeit,
- gepflegtes Erscheinungsbild,
- Sorgfalt bei der Arbeit und im Umgang mit Material,
- Fähigkeit zur Selbstkritik.

Einig waren sich alle Teilnehmer darüber, dass sie selbst und das ganze Team einen wesentlichen Beitrag zu einer positiven Lernentwicklung leisten können. Die gemeinsame Erfahrung aus beiden Befragungen war: **Alle an der Ausbildung Beteiligten müssen miteinander reden und einander ihre Erwartungen mitteilen. Der Grundstein für eine positive Entwicklung der praktischen Anleitung und der zukünftigen Pflege wird vorrangig durch eine gute Zusammenarbeit gelegt.**

2.3.2 ⋮ Das Pflegeteam

Teammitglieder als Co-Anleiter

Das Pflegeteam für eine Wohn- und Pflegegruppe im Heim bzw. Krankenhaus bildet das pädagogische Umfeld für den Schüler. Auch die Teammitglieder kennen die einzelnen Bewohner/Patienten und ihre Bedürfnisse, an ihrem Verhalten kann sich der Schüler ebenfalls orientieren und Erfahrungen sammeln.

So wirkt das Handeln jedes Teammitglieds beispielhaft, im guten wie im schlechten Sinn. Damit ist das Team auch als „Co-Anleiter" am Lernprozess beteiligt (s. 1.6, S. 9 f).

Aufgaben des Pflegeteams sind:
- allgemeine Unterstützung des Anleiters,
- Berücksichtigung seiner Aufgabe bei der Dienstplangestaltung,
- Koordination der Arbeitsabläufe,
- Absprachen über Pflegestile, Pflegestandards, Pflegeplanung und Dokumentation,
- Schaffen eines kooperativen Arbeitsklimas, in dem ein partnerschaftlicher Führungsstil möglich wird.

Umfang und Vielfalt der Anleitungsaufgabe erfordern Unterstützung vom ganzen Pflegeteam. Nur wenn das Team sich mit der Anleitung als gemeinsamer Aufgabe identifiziert, kann es den Anleiter in wünschenswerter Weise entlasten und bei der Anleitung des Schülers unterstützend mitwirken.

2.3.3 ⋮ Die zu Pflegenden/ ⋮ zu Betreuenden

Anfang und Ende eines Praxisblockes bringen in der Regel auch einen Wechsel der persönlichen Beziehungen mit sich, der besonders einschneidend für die zu Pflegenden/Betreuenden sein kann. Zwar ist jeder Anfang eine neue Chance für neue Begegnungen, aber jeder Abschied macht dafür immer wieder schmerzhaft die eigene Abhängigkeit bewusst.

Wenige andere Berufe erfordern so häufig eine emotionale Beziehungsaufnahme wie der Pflegeberuf, und jeder Abschied von einer Pflegeperson oder einem Betreuer ist auch der Verlust einer zwischenmenschlichen Beziehung. Hier ist die Haltung des Anleiters als Vorbild für eine Beziehungsgestal-

tung, die auch eine Belastung wie den Abschied aushält, besonders wichtig (s. 5.5, S. 64).

Eine pflegerische Beziehung muss auch zum Abschied fähig sein. Zeigt sie eine gute Balance aus Nähe und Distanz, Echtheit in allen Fragen und Achtung vor den gegenseitigen persönlichen Grenzziehungen, so vermittelt sie eine pflegerische Grundhaltung, die auch ein Loslassen ohne Kränkung ermöglicht.

Erwartungen der Pflegebedürftigen

Der zu Pflegende/zu Betreuende erwartet bei einem Wechsel der Schüler:
- Anregung durch Kennenlernen neuer Schüler,
- Kontinuität im Tagesablauf und Sorgfalt bei der Pflege, Verständnis für seine Generation, seine Situation, seine Bedürfnisse,
- Achtung vor dem alten, kranken oder behinderten Menschen und seinen Lebenserfahrungen,
- Taktgefühl und Einfühlungsvermögen.

2.3.4 ⋮ Die Praxisbegleiter ⋮ der Schule

Ein wichtiger Baustein der praktischen Ausbildung sind die Praxisbesuche des Fachlehrers der Schule. Neben der persönlichen Kontaktaufnahme mit dem Anleiter und dem Team kann der Fachlehrer sich vor Ort ein Bild über das Pflegekonzept der Einrichtung machen und die Arbeitsbedingungen der Pflegekräfte erleben.

Erwartungen der Schule an den Praxisanleiter

Die Vertreter der Schule erwarten Unterstützung ihrer Arbeit durch
- Kennenlernen der Alltagspraxis in der Einrichtung,
- die Möglichkeit zur praktischen Umsetzung bisher erworbenen theoretischen Wissens,
- Demonstrationen und begleitende Erklärungen,
- Einüben von Pflegehandlungen,
- konstruktive Rückmeldungen an den Schüler,
- Mitwirkung bei der Leistungsbeurteilung,
- gemeinsame Vorgehensweise bei der Zusammenarbeit in außergewöhnlichen Situationen (z.B. grobe Fehlleistungen, unentschuldigtes Fehlen).

Erwartungen des Anleiters an die Schule

Um die Verständigung zwischen Schule und Praxisstelle zu optimieren, sollten regelmäßige Treffen (durch die Schule) organisiert werden. Dabei können z. B. besprochen werden:

- organisatorische Fragen,
- inhaltliche Fragen,
- Besuche des Praxisbegleiters,
- die Führung eines Praxisbegleitbuches,
- Probleme (persönlicher und institutioneller Art)
- neue Erkenntnisse und Maßnahmen.

2.4 ⋮ Als Anleiter ein neues Gleichgewicht schaffen

Aus dem, was in 2.2 zum Gleichgewicht von Systemen gesagt wurde, wird deutlich, dass es in der Anleitungssituation darum gehen wird, eine neue, veränderte Balance zwischen den Beteiligten zu finden. Das kann nicht geschehen, indem ich mich bemühe, allen alten Forderungen an mich, etwa seitens des Teams, nach wie vor gerecht zu werden und die neuen zusätzlich zu erledigen. Das würde ohnehin nicht gelingen und nur zu allgemeiner Unzufriedenheit führen (vgl. Beispiel 2).

Ein neues Gleichgewicht wird möglich, wenn sich das gesamte System ein bisschen verändert.

Was kann ich als Einzelner dafür tun? Welche Bewältigungsstrategien kann ich mir aneignen?

Das Team einbeziehen

Wie schon im ersten Kapitel betont, sollte sich der Anleiter nie als Einzelkämpfer begreifen, sondern seine Funktion ganz bewusst vor dem Hintergrund des ganzen Teams sehen. Das heißt:

- Schwierigkeiten, Ängste, Erwartungen an das Team offen ansprechen,
- den Anderen aber auch deutlich signalisieren, dass ich mich nach wie vor als Teil des Teams betrachte,
- sich die Mithilfe und Unterstützung der Kollegen sichern, ganz praktisch im Sinne von Co-Anleitung, aber auch im Hinblick auf Ratschläge und Tipps,
- Zeitabsprachen treffen.

Den Schüler einbeziehen

Die gleiche Strategie der Offenheit und der klaren Signale gilt auch für die Zusammenarbeit mit dem Schüler. Auch ihm muss deutlich werden, dass er zum Team gehört, und dass er zugleich auch noch ein

Zweierteam mit dem Anleiter bildet. Das geschieht durch:

- Offenheit des Anleiters, auch im Hinblick auf die eigene Rolle gegenüber dem Schüler,
- fest eingeplante Gespräche zwischen Anleiter und Schüler,
- Einbeziehen des Schülers in Teambesprechungen,
- Zuweisen von Teamaufgaben an den Schüler (z. B. Protokoll einer Teamsitzung),
- Co-Anleitung durch andere Teammitglieder.

Die Betreuten einbeziehen

Auch die betreuten Menschen haben das Recht, über die Rolle des Anleiters informiert zu werden – sind sie doch die wichtigsten Partner einer erfolgreichen Anleitung. In der Regel stoßen sowohl Anleiter als auch Schüler hier auf viel mehr Einsicht und Wohlwollen als erwartet.

Beziehung zu Angehörigen und zur „Hierarchie"

Funktioniert das „neue Gleichgewicht" auf Wohnbereichs- bzw. Stationsebene, so ist es sehr viel einfacher, dies auch nach außen, gegenüber Heim- und Pflegedienstleitung und gegenüber den Angehörigen transparent zu machen und zu vertreten. Einen ganz wesentlichen Schritt muss der Anleiter jedoch allein tun:

Ein neues Gleichgewicht wird möglich, wenn sich mein eigenes System ein bisschen verändert.

Die eigenen Prioritäten prüfen und ggf. neu setzen

Auch mit mir selbst werde ich Kompromisse eingehen und meine Prioritäten den Gegebenheiten der Anleitungssituation anpassen müssen. Eine wichtige Richtschnur sind hier die Fragen:

- Wie kann ich meine Aufgaben so erfüllen, dass die Menschen, mit denen ich zu tun habe, auch etwas von mir und meiner Arbeit haben?
- Wo bin ich fremdbestimmt, wo bin ich selbstbestimmt?
- Welche Rahmenbedingungen finde ich vor, welche Freiräume könnte ich nutzen?

P *Anregung: Es kann dafür hilfreich sein, die folgende Liste von Erwartungen an den Anleiter, die im Übrigen keinen Anspruch auf Vollständigkeit erhebt, kritisch durchzusehen, zu ergänzen und bewusst eigene Prioritäten zu setzen (Tab. 2.1).*

L *Schauen Sie die Liste durch. Ergänzen Sie dabei, was Ihrer Ansicht nach noch fehlt, und streichen Sie unrealistische Punkte. Unterstreichen Sie beim langsamen Durchlesen das, was Ihrer Ansicht nach im Augenblick am wichtigsten ist. Prüfen Sie nochmals nach: „Ist es wirklich wichtig?" Nummerieren Sie die einzelnen Punkte dann in der Spalte „meine Prioritäten" nach*

Wichtigkeit durch. Nun haben Sie Ihre ganz persönliche Prioritätenliste.

Orientieren Sie sich zunächst an den ersten vier Rangplätzen Ihrer Liste:

- *Haben Sie das Gefühl, dass die gefundenen Prioritäten in Ihrem Handeln zum Tragen kommen?*
- *Was könnten Sie tun, um Ihre Prioritäten even-tuell noch stärker Wirklichkeit werden zu lassen?*
- *Wer kann Ihnen dabei helfen?*
- *Wo müssen Sie Kompromisse schließen, wo Abstriche machen?*

Hilfreich für einen gelassenen, konfliktarmen Umgang mit der Anleitungssituation im Ganzen des Systems ist eine bei aller Selbstkritik positive Grundhaltung zur eigenen Person und Leistung und auch ein entspanntes Verhältnis zu dem schwierigen Begriff „Autorität". Auf beides soll im Folgenden eingegangen werden.

Tab. 2.1 ⋮ **Meine Prioritäten**

Personen/Gruppen	Erwartungen	meine Prioritäten
Schüler wünscht sich:	qualifizierte und engagierte Anleitung,	
	Freundlichkeit, Geduld, Diskussionsfreudigkeit, Aufgeschlossenheit	
	Anleiter als kompetenter Ansprechpartner bei Problemen und Fragen,	
	Anleiter als menschliches und berufliches Vorbild, viel Zeit mit dem Anleiter zum Lernen und Üben	
Schule wünscht sich:	gute, qualifizierte Praxisanleitung für die Schüler,	
	Einhaltung vereinbarter Standards,	
	Anleiter als Gesprächspartner	
Anleiter wünscht sich von sich selbst:	gute, qualifizierte Arbeit als Anleiter und Betreuer,	
	gute Beziehung zu den Bewohnern,	
	Verlässlichkeit gegenüber dem Team,	
	anerkannte, geschätzte Position im Team,	
	hohe Fach- und Führungskompetenz als Anleiter,	
	gute Beziehung zum Schüler	

Tab. 2.1 ⋮ Fortsetzung

Personen/Gruppen	Erwartungen	meine Prioritäten
Team wünscht sich:	Verlässlichkeit,	
	qualifizierte Mitarbeit,	
	Bereitschaft zur Übernahme von Aufgaben,	
	Kollegialität und Solidarität,	
	Aufgeschlossenheit,	
	Motivation	
Leitung wünscht sich:	qualifizierte Arbeit,	
	hohe Arbeitsmotivation,	
	gute Anleitung und Ausbildung künftiger Mitarbeiter,	
	Beitrag zum guten Ruf des Hauses,	
	Einhaltung der vorgeschriebenen Arbeitszeit,	
	geringe Fehlzeiten	
Betreute wünschen sich:	fachkundige, einfühlsame Betreuung,	
	viel Zeit und Zuwendung,	
	feste Bezugsperson	
Angehörige wünschen sich:	Entlastung,	
	gute Betreuung,	
	freundliche, kompetente Ansprechpartner bei Fragen,	
	qualifiziert ausgebildetes Personal	

2.5 ⋮ Das Selbstbild des Anleiters – Anleiteridentität

Um selbstsicher und selbstbewusst im wahrsten Sinne in die Anleitungssituation und die Beziehung zum Schüler hineingehen zu können, sollte der Anleiter sich selbst kennen, auf sich vertrauen und für sich sorgen können. Es gilt, das eigene Selbstbild zu klären, nach dem Motto: „Ich muss mich erst selbst wahrnehmen, bevor ich andere wahrnehmen kann." Die Frage, die ich mir in dieser Situation stellen muss, lautet: „Bin ich mit mir und meiner Arbeit grundsätzlich zufrieden oder verlange ich eigentlich mehr oder anderes von mir?" Wer unsicher oder mit sich unzufrieden ist, fühlt sich rasch überfordert oder gar bedroht, wenn er bei der Anleitung etwa mit Vorschlägen des Schülers („Könnte man das nicht vielleicht auch so machen?") oder mit anderen Arbeitsweisen („Wir haben das in der Schule aber anders gelernt.") konfrontiert wird. Wer sich aber bedroht fühlt, der verteidigt sich und „schlägt zurück". Er wird als Anleiter Ideen, die der Schüler einbringen möchte, von vornherein unterdrücken: „So was kann man bei uns sowieso nicht machen." Fragen wird er als Kritik auffassen oder „abwimmeln". Zur gemeinsamen Reflexion und zum Üben schwieriger Aufgaben fehlt ihm nach eigener Aussage meist die Zeit. Die Förderung der Problemlösefähigkeit des Lernenden bleibt auf der Strecke.

Ebenso denkbar ist das Gegenteil: Der unsichere Anleiter gibt seinen „Widerstand" gänzlich auf und überlässt dem dominanten Schüler zu sehr das Feld.

Erfolgreich ist sicherlich der Anleiter, der sich und die eigene Leistung akzeptiert, der zugibt, wenn er etwas nicht weiß, der gegebenenfalls selbst noch einmal nachliest und der offen – vor allem sachlich! – auf Fragen und Ideen des Schülers eingeht, ohne sich dabei anzubiedern. Sein Ziel ist es, die Stärken des Lernenden zu fördern, ihn zur Arbeit an seinen Schwächen anzuregen und ihn immer kompetenter und eigenständiger werden zu lassen.

2.5.1 ⋮ Grundposition des Anleiters

Der Psychologe E. Berne geht davon aus, dass Menschen in früher Kindheit Grundüberzeugungen entwickeln, mit denen sie „ihren Platz in der Welt" definieren und in Beziehung zu anderen Menschen treten. Diese vier grundlegenden Lebenspositionen sind:

1. **„Ich bin nicht O.K. – die anderen sind O.K."** Diese Position ist oft verbunden mit dem Rückschluss: Ich muss Vorbedingungen erfüllen, bevor ich akzeptiert werde. Berne spricht hier von einer depressiven Position.

2. **„Ich bin O.K., aber mit den anderen stimmt was nicht, sonst würden sie dafür sorgen, dass es mir nicht so schlecht geht."** Eine Erweiterung dieser Position ist auch die Ansicht, die anderen sind gegen mich. Berne nennt diese Position entsprechend auch paranoid.

3. **„Ich bin nicht O.K., ich kriege mein Leben nicht geregelt und die anderen schaffen es auch nicht."** Diese verzweifelte Position ist meist verbunden mit einem Gefühl tiefer Ziel- und Sinnlosigkeit. Berne spricht in diesem Fall von einer schizoiden oder suizidalen Position. Auch Menschen, die eigentlich gut stabilisiert sind, rutschen in Stresssituationen bisweilen in die Positionen 1 bis 3. Normalerweise wachsen Menschen aber an der Auseinandersetzung mit ihrer Umwelt und entwickeln dabei die folgende, reife Position:

4. **„Ich bin O.K., du bist OK."** In dieser Haltung fühlt man sich weder über- noch unterlegen und braucht daher weder sich noch andere zu manipulieren. Fehler können sich und anderen durchaus zugestanden werden, führen aber nicht zur Abwertung der Person.

Anleiter müssen lernen zu erkennen, aus welcher Position heraus sie agieren. Es ist ihre Verantwortung, Mechanismen bei sich selbst zu entwickeln, wie sie die vierte Position stabilisieren bzw. zu ihr zurückfinden können. Außerdem gehört es zu ihrer professionellen Rolle, ein Gespür dafür zu entwickeln, in welcher „Grundposition" der anzuleitende Schüler ist.

Wer gelernt hat, das eigene Gleichgewicht immer wieder herzustellen, sich und andere genau wahrzunehmen und bei aller Kritik zu akzeptieren, der ist schon ganz nah dran am echten Selbst-Bewusstsein und damit an der Entwicklung „natürlicher Autorität".

Ⓟ *Anregung: Gewisse Tendenzen Ihrer ganz persönlichen Ausgestaltung der Anleiterrolle verrät Ihnen der folgende Fragebogen (Auswertung im Anhang, S. 112).*

Tab. 2.2 ⁝ **Fragebogen zur Anleiterrolle**

Bitte beantworten Sie die folgenden Fragen spontan, ohne langes Nachdenken mit ja oder nein. PA = Praxisanleiter, S = Schüler

	ja	nein
1. Eine enge persönliche Beziehung zwischen PA und S ist in meinen Augen sehr wichtig.		
2. Ich sehe mich in meiner Anleiterrolle in erster Linie als Vorbild für den von mir zu begleitenden S.		
3. Besonders schön ist es, wenn sich zwischen PA und S eine freundschaftliche Beziehung entwickelt.		
4. In meinen Augen bringen die S gerade durch ihre Unverbrauchtheit sehr viel Positives in die Praxis ein.		
5. PA hat für mich ganz eindeutig etwas mit Leitung zu tun.		
6. PA und S müssen in besonderer Weise zusammenhalten.		
7. Ein Problem in der PA können allzu selbstbewusste S sein, die sich für besser halten als ihre Anleiter.		
8. Ich schätze an der PA besonders den ungezwungenen, kameradschaftlichen Austausch mit den S.		
9. Es kommt durchaus vor, dass ich mir auch privat Gedanken mache, wie ich einem S, der in einer Krise steckt, helfen könnte.		
10. Ich möchte den von mir begleiteten S an meiner Erfahrung und an meinem Wissen teilhaben lassen.		
11. Ich würde dem von mir begleiteten S jederzeit mit Rat und auch mit Tat zur Seite stehen, wenn er Kummer oder private Probleme hat.		
12. Einen wesentlichen Teil meiner Aufgabe als PA sehe ich darin, dem S das Rüstzeug für seine praktische Arbeit zu vermitteln.		
13. Ganz wichtig ist mir die Diskussion, der fachliche und persönliche Austausch mit dem S.		
14. Der S muss in der Anleitung klare Direktiven bekommen, die vom PA ausgehen.		
15. Die Ansichten und die Arbeitsauffassung des S ist mir mindestens genauso wichtig wie die aller anderen Teammitglieder.		
16 Ich habe kein Problem damit, einem S gegenüber einen Fehler zuzugeben und mich bei ihm zu entschuldigen.		
17. Das Klären und Erklären professionellen Tuns für den S ist mir sehr wichtig.		
18. Ich mache mir oft Sorgen um die jungen Menschen, die ich als PA begleite.		
19. Oft gehört es auch zur Anleiterrolle, den S wieder ganz deutlich auf seine Rolle als Lernender zurückzuführen.		
20. Ich lerne gerne etwas von dem von mir begleiteten S.		
21. Ich fühle mich auch ganz persönlich für den jungen Menschen, den ich in der Praxis begleite, verantwortlich.		
22. Oft stelle ich dem S bewusst schwierige Aufgaben, die er bewältigen muss und deren Ergebnis wir dann gemeinsam besprechen.		
23. Ich halte es für problematisch, wenn die Anleitungsbeziehung allzu sehr auf der persönlichen Ebene läuft.		
24. Die Verantwortung für eine gelingende Praxisanleitung liegt in meinen Augen gleichermaßen bei PA und S.		
25. Ich würde es für antiquiert halten, dem S Vorschriften zu machen.		
26. Wenn der von mir begleitete S persönliche Probleme hat, findet er bei mir jederzeit ein offenes Ohr.		
27. Wichtig ist mir, dem S an wichtigen Stellen Wegweisung und Hilfestellung für seine Arbeit zu geben.		
28. Ich würde mein Verhältnis zu den S, die ich begleite, als partnerschaftlich bezeichnen.		
29. Der S darf von mir ganz klare Rückmeldungen über seine Leistung erwarten.		
30. Manchmal bilden PA und S durch ihre besondere Arbeitsbeziehung eine ganz eigene Einheit im Team.		

2.5.2 Seiner selbst sicher sein – kann man Autorität lernen?

Autorität geht in der Regel mit Verantwortung und anspruchsvolleren Aufgaben Hand in Hand. Wer Schüler anleitet, bekommt damit automatisch „Autorität" zugewiesen, wird, ob er will oder nicht, zum „Lehrer", zum Ansprechpartner, zum „Vorbild", im guten wie im schlechten Sinne.

2.5.3 Vorstellungen von Autorität

Autoritätsformen

Wir unterscheiden ganz allgemein drei verschiedene Formen von Autorität:
A – die in der Persönlichkeit begründete Autorität (Persönlichkeitsautorität)
B – die in der Sachkompetenz begründete, fachliche Autorität (Fachautorität),
C – die an eine bestimmte Position gebundene Autorität (Amtsautorität).

Probleme tauchen meist im Zusammenhang mit C auf. Ideal wäre, wenn im Falle von C automatisch auch A und B gegeben wären, doch das ist natürlich nicht immer so. Das muss beiden Seiten klar sein – denen, die Leitung und Anleitung (C) übernehmen wollen, und denen, die Leitung und Anleitung erleben.

Meist überzeugen Menschen, die wirklich Führungsqualität haben, tatsächlich durch ihre fachliche Kompetenz und Tüchtigkeit. Doch das allein macht das Geheimnis echter Autorität noch nicht aus. Denken Sie an die vielen fachlich hervorragend tüchtigen Leute, die Sie kennen: Nicht jeder besitzt Autorität. Oft wird Selbstsicherheit, das Sich-seiner-sicher-sein, mit Arroganz verwechselt. Dass wir uns oft so schwer tun mit Autorität, ganz gleich auf welcher Hierarchiestufe wir stehen, ob wir sie verkörpern oder bei anderen akzeptieren müssen, liegt meist an falschen Vorstellungen und Erwartungen.

2.5.4 Irrige Vorstellungen von Autorität

Autorität bedeutet nicht, so perfekt wie möglich zu sein, immer alles richtig zu machen, immer das rechte Wort zu finden. Autorität bedeutet nicht: „Andere haben nichts zu sagen." Autorität bedeutet nicht, für alles verantwortlich zu sein, alles nachprüfen zu müssen, was andere tun. Autorität muss nicht mit Zähnen und Klauen verteidigt werden, man muss

nicht ständig klarmachen, „wer der Boss ist". Es ist ein Irrtum zu meinen, wer Unsicherheit zeigt, könne niemals Autorität haben. Ebenso falsch ist die Annahme, Fragen, Kritik und Verbesserungsvorschläge von anderer Seite kratzten die eigene Autorität an. Wer seinen Mitarbeitern Freiraum lässt, muss deshalb nicht befürchten, seine Autorität zu verlieren.

2.5.5 Natürliche Autorität

Ab und zu erleben wir Menschen, die sich scheinbar mühelos behaupten, die Dinge fast unmerklich im Griff haben und lenken und so etwas wie eine ganz natürliche, selbstverständliche Autorität ausstrahlen. Woran liegt das?

Selbstbild prüfen: Will ich perfekt sein?

Einige der oben aufgeführten Missverständnisse beziehen sich auf das Selbstbild, d.h. auf das, was ich von mir selbst verlange, um Autorität zu verkörpern: Perfekt sein, immer sicher und richtig reagieren, alles wissen, alles sehen, für alles verantwortlich sein. Hier spielen – meist unbewusste – Muster eine Rolle, die uns schon in unserer Kindheit anerzogen werden.

Überforderung durch innere Antreiber

Vor allem in schwierigen Lebenssituationen folgen wir inneren Impulsen (Antreibern), um wieder in Ordnung zu kommen. E. Berne unterscheidet fünf dieser „Antreiberdynamiken":
1. Ich bin O.K., wenn ich stark bin.
2. Ich bin O.K., wenn ich perfekt bin.
3. Ich bin O.K., wenn ich gefällig bin.
4. Ich bin O.K., wenn ich mich beeile.
5. Ich bin O.K., wenn ich mich anstrenge.

Es geht hier nicht um die grundsätzliche Frage, zu welchem Typ ich mich zählen muss. Es kann durchaus sein, dass ich nur in bestimmten Situationen für bestimmte Antreiber anfällig bin. Entscheidend ist die Erkenntnis, dass die Forderungen dieser „inneren Antreiber" unerfüllbar sind und letztlich ins Leere laufen. Wer darauf hereinfällt, riskiert ein uneffektives Verhalten. Ich sollte deshalb unbedingt jedem Antreiber einen „Erlauber" an die Seite stellen, z.B. „Ich darf auch Fehler machen".

Es sind tröstlicherweise gar nicht die „Perfekten", die zu Vorbildern werden. Gibt es doch im Grunde, wenn wir ehrlich sind, nichts Langweiligeres und nichts Deprimierenderes als Perfektion. Ganz abgesehen davon ist Perfektionismus, wie Untersuchungen zeigen, geradezu schädlich! Nicht nur, dass Perfektionisten durch ihre ständige Überforderung sich selbst und anderen das Leben schwer machen – sie leisten letztlich weniger und sind weniger kreativ und spontan (Psychology Today 5/6, 1995).

In Abgrenzung von den irrigen Ansichten zur Autorität können wir also sagen: Wer natürliche Autorität besitzt, kennt seine Stärken und Fähigkeiten und ist sich ihrer sicher, weiß aber auch um seine Grenzen.

Das bedeutet für die Arbeit:
- Sie/Er hat keine Angst um die eigene Position.
- Sie/Er begegnet anderen mit einer Grundhaltung der Wertschätzung.
- Sie/Er kann Irrtümer und Wissenslücken zugeben.
- Sie/Er gesteht auch anderen Verantwortung und Kompetenz zu, nutzt und fördert ihre Fähigkeiten.
- Sie/Er begegnet neuen Vorschlägen und Ideen sachlich und ohne Angst.
- Sie/Er geht sachlich und ohne emotionale „Seitenhiebe" mit anderen um.
- Sie/Er lebt das Verhalten vor, das sie/er von anderen erwartet.

Die mit einer besonderen Position (C) betraute Person, in unserem Fall der Anleiter, hat grundsätzlich die Möglichkeit, sich als kompetenter, offener und vor allem sachlicher Partner zu erweisen. Dazu gehört auch, die eigenen Kenntnisse und Fähigkeiten realistisch einzuschätzen und sie gegebenenfalls über Literatur und Fortbildungen „aufzupolieren" (B).

P *Reflexion: In welchen Situationen fühle ich mich sicher, in welchen unsicher? Gibt es möglicherweise einen Weg, souverän und doch ehrlich mit Unsicherheit umzugehen? Wie könnte er aussehen? Wo muss ich auf jeden Fall sicher werden durch den Erwerb von Wissen oder Techniken? Wie werde ich vorgehen?*

Wer das zur „natürlichen Autorität" Gesagte in sein Denken und Handeln einfließen lässt, wird an sich spüren, wie er seiner selbst immer sicherer wird, auch wenn es dann und wann Situationen gibt, in denen er sich unsicher fühlt, und er wird merken, dass er andere immer mehr gelten lassen kann (A).

Die Auseinandersetzung mit der eigenen Vorstellung von Autorität führt zu der Frage danach, wie diese Autorität in der Anleitungssituation zum Ausdruck kommt. Anleiten heißt leiten, d. h., der Anleiter übernimmt im Verhältnis zum Schüler in gewisser Weise die Führung. Das kann, je nach Autoritätsverständnis und Selbstbild des Anleiters, ganz unterschiedlich aussehen – und unterschiedlich nutzbringend für das Anleitungsgeschehen sein.

2.6 Das Leitungsverständnis des Anleiters – Führung übernehmen, aber wie?

2.6.1 Der autoritäre Führungsstil

B *Beispiel: „Ich hatte mich so gefreut, auf eine Station zu kommen, wo eine ehemalige Schülerin von unserer Schule meine Mentorin wird. Ich dachte, da sind wir uns wenigstens in den Vorstellungen von Altenpflege einig, und ich kann was einbringen. Pustekuchen! Die hat mir gleich von Anfang an klar gemacht, dass sie das Sagen hat und ich nichts zu melden habe. Ich bin total enttäuscht". (Eine Altenpflegeschülerin)*

Die Person in leitender Funktion gibt Anweisungen, die dann befolgt werden müssen. Sie formuliert die zu erreichenden Ziele, gibt aber auch den Weg vor, auf dem diese Ziele erreicht werden sollen. Abläufe werden nicht besprochen, sondern festgelegt. Abweichungen werden nicht geduldet.

Vorteile: Eine autoritär gestaltete Anleitungssituation vermittelt dem Anzuleitenden in der Regel ein einheitliches, da vorgegebenes Arbeitskonzept. Die Arbeit läuft – zumindest auf den ersten Blick – reibungslos und zielgerichtet. Überflüssige Arbeitsgänge und Experimente, das Ausprobieren von Neuem werden vermieden. Es wird Zeit gespart, auch Besprechungszeit. Der Schüler weiß genau, woran er ist.

Nachteile: Lernen heißt auch Hinterfragen. Wo dies nicht möglich ist, wird die Eigeninitiative und damit die Motivation des Schülers abgeblockt. Er fühlt sich zum Befehlsempfänger und zur billigen Arbeitskraft abgewertet und wird unzufrieden. Es kommt zu Spannungen in der Anleiter-Schüler-Beziehung. Das schlechte Beziehungsklima wirkt sich negativ auf die Lernbereitschaft, die Arbeitsleistung und schließlich

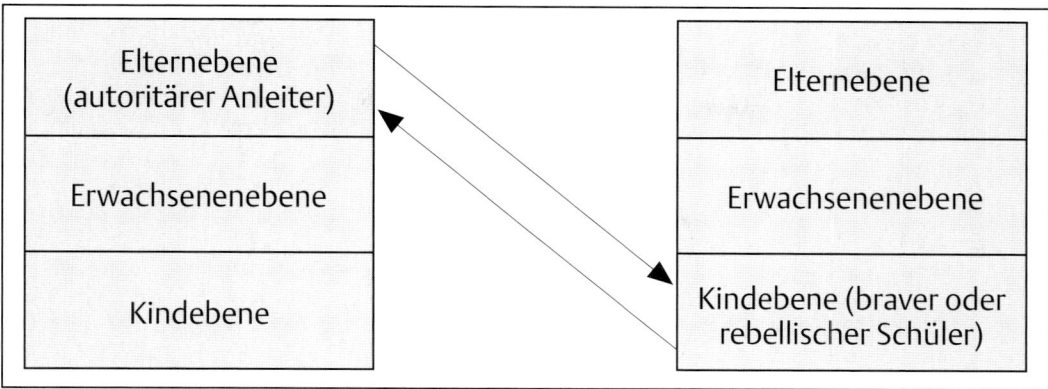

Abb. 2.2 ▪ Anleiter-Schüler-Verhältnis beim autoritären Führungsstil.

auch auf die Betreuten aus. Ursprünglich motivierte Schüler resignieren in dieser Situation, versuchen die Ausbildungsstelle zu wechseln oder wandern gar in andere Berufe ab.

Beziehungsgefüge: Eltern/Kind

Die Beziehung zwischen Anleiter und Schüler ist beim autoritären Anleitungsstil geprägt durch ein starkes Gefälle: Der Anleiter übernimmt gleichsam die Rolle eines strengen Elternteils. Der Schüler hat die Möglichkeit, sich unterzuordnen und anzupassen, also die Rolle des „braven Kindes" (E. Berne) zu übernehmen oder zu rebellieren, wofür er vom Anleiter leicht als „trotziges Kind" eingestuft wird. Anleiter, die den autoritären Stil bevorzugen, schätzen daher in der Regel besonders angepasste Schüler und umgekehrt.

Manche Schüler weisen dem Anleiter aber auch von sich aus die Elternrolle zu, indem sie sich sehr unselbstständig und hilfesuchend verhalten. Dahinter kann Unsicherheit, aber durchaus auch Bequemlichkeit stecken. Der Anleiter muss sich also gut überlegen, wie weit er auf den Appell an sein Eltern-Ich eingeht, da er den Lernenden zu Eigeninitiative und Eigenverantwortung ermutigen möchte.

Im (Ausnahme-)Fall extremer Unsicherheit beim Anleiter und extremer Selbstsicherheit beim Schüler kann dieses Beziehungsgefüge übrigens ins Gegenteil kippen – ein Alarmsignal für den Anleiter, sein Selbstverständnis zu überprüfen, da diese „verkehrte Welt", in der der Anleiter zum „Kind" und der Schüler zum „Elternteil" wird, der fachlichen und persönlichen Entwicklung beider Protagonisten zutiefst schadet. Nötigenfalls muss hier Hilfe von außen in Anspruch genommen werden (s. 2.7.6, S. 27).

2.6.2 ⋮ Der Laissez-faire-Führungsstil

B *Beispiel: „Eigentlich werde ich überhaupt nicht angeleitet. Mein Anleiter nimmt kaum Notiz von mir. Wenn ich nachfrage, heißt es, du bist jetzt im dritten Ausbildungsjahr, du kannst das. Das Positive daran ist, dass ich sehr viel selbstständig machen kann und auch schon ein paar Dinge, die mir wichtig waren, einfach geplant und durchgeführt habe. Das macht mich natürlich auch stolz. Oft fühle ich mich durch die Verantwortung aber auch überfordert. Dann nehme ich die Arbeit im Kopf mit nach Hause und grüble noch stundenlang, ob ich alles richtig gemacht habe."* (Eine Heilerziehungspflegeschülerin)

In diesem Fall überlässt die mit der Anleitung betraute Person es völlig dem Schüler, wie er seine Arbeit gestalten will. Sie gibt keinerlei Orientierung oder Anweisungen, auch keine Hilfestellung, mischt sich in nichts ein, überlässt den Schüler sozusagen sich selbst. Rückmeldungen über Lernfortschritte bleiben aus.

Vorteile: Der Schüler hat die Möglichkeit, Anregungen und eigene Vorstellungen in seine Arbeit einzubringen und lernt außerdem, wenn auch zum Teil unfreiwillig, eigenständig und eigenverantwortlich zu arbeiten.

Nachteile: Durch fehlende Zielvorgaben kommt es leicht zu Unsicherheit und Uneinheitlichkeit in der Arbeit. Man „wurstelt vor sich hin", nach eigenem Ermessen. Geleitetes fachliches Hinzulernen ist unmöglich. Auch die Zusammenarbeit mit den anderen Mitarbeitern leidet unter Umständen, da der Schüler in der Anleitungsbeziehung nicht gelernt hat, Hand in Hand zu arbeiten oder Vorschläge zu besprechen und sich mit einem Gegenüber auf gemeinsame Ziele zu einigen. Auch hier kommt es zu Spannungen zwischen Schüler und Anleiter. Der Schüler fühlt sich vom Anleiter im Stich gelassen, häufig auch gegenüber dem Team und anderen Instanzen wie Wohnbereichs-, Stations- oder Pflegedienstleitung. Die Betreuten erleben eventuell eine uneinheitliche und z. T. widersprüchliche Betreuung.

Beziehungsgefüge: Beziehungslosigkeit

In der Laissez-faire-Situation besteht eigentlich keine Beziehung zwischen Anleiter und Schüler. Man könnte hier das Bild des gleichgültigen Elternteils, das keine Berührungs- und damit auch keine Angriffsfläche bietet, und des überforderten, um Anpassung und Leistung bemühten Kindes gebrauchen, das zu früh in die Erwachsenenrolle gedrängt wird.

Laissez faire – kontraindiziert!

Die völlige Orientierungslosigkeit des Laissez-faire-Stils ist auf jeden Fall in der Anleitungssituation kontraindiziert, gleichwohl in der Realität leider bei überlasteten oder frustrierten Anleitern anzutreffen.

2.6.3 ⋮ Der partnerschaftliche ⋮ Führungsstil

B *Beispiel: „Meine Praxisanleitung lief so optimal, dass man sich kaum traut, sie zu beschreiben, bei all den schlechten Erfahrungen, die andere machen. Meine Anleiterin war einfach super. Ich konnte immer fragen, wenn ich unsicher war und wusste immer, wo ich stehe. Dinge, die ich mir nicht zugetraut habe, haben wir vorher besprochen oder auch gemeinsam gemacht und hinterher noch einmal ausgewertet. Und andererseits durfte ich ganz viel ausprobieren und einbringen, was mir wichtig war, zum Beispiel in Aktivierung. Und die anderen im Team haben da auch ganz toll mitgezogen". (Eine Altenpflegeschülerin)*

Anleiter gibt Freiraum, wo möglich, begleitet, wo nötig

Beim partnerschaftlichen Führungsstil betrachtet sich die mit einer (An-)Leitungsfunktion betraute Person als Teammitglied mit besonderem Arbeitsauftrag. Der Anleiter bespricht wichtige Arbeitsabläufe mit dem Schüler, gibt Hilfestellung, wo nötig, nimmt aber auch die Ansichten und Vorschläge des Schülers ernst und greift sie auf. Gemeinsame Planung und Reflexion sind ihm wichtig. Er sieht seine Aufgabe

u. a. auch darin, die Stärken des Schülers zu fördern und für das ganze Team nutzbar zu machen.

Vorteile: Der Schüler erfährt Förderung, wo dies nötig ist, er ist zugleich aber voll an der Gestaltung der Arbeit des ganzen Teams beteiligt. Das steigert seine Motivation und Lernbereitschaft, aber auch die Fähigkeit zur Teamarbeit. Schüler, deren Anleiter einen partnerschaftlichen Anleitungsstil praktizieren, entwickeln Problembewusstsein, Handlungskompetenz und Kooperationsbereitschaft, haben aber auch eine Richtschnur, an der sie sich orientieren können. Das Team kann seine Arbeit auf diese Weise besonders effektiv gestalten, da die Stärken der Einzelnen zur Entfaltung kommen. Gleichzeitig wird durch die „Koordinationsarbeit" des Anleitenden ein Auseinanderdriften der Arbeitsweisen verhindert und ein einheitlicher Stil gewahrt.

Nachteile: Der partnerschaftliche Führungsstil verlangt zweifellos am meisten Souveränität vom Anleitenden und vom Team – und umgekehrt vom Schüler am meisten Eigeninitiative, gepaart mit Kompromissbereitschaft. Er ist zudem relativ zeitaufwendig, da mehr Zeit für Entscheidungsfindungen und Erfahrungsaustausch eingeplant werden muss.

Beziehungsgefüge: Erwachsener/Erwachsener

In der partnerschaftlichen Anleiter-Schüler-Beziehung begegnen sich beide Teile auf der gleichen Ebene. Der Anleiter behandelt den Schüler als verantwortungsfähigen Erwachsenen und der Schüler akzeptiert den Anleiter in seiner Funktion. Anleiter, die den partnerschaftlichen Anleitungsstil bevorzugen, kommen in der Regel besonders gut mit kompetenten, selbstbewussten (nicht selbstherrlichen!) Schülern zurecht, die wiederum dadurch motiviert werden, dass man sie ernst nimmt, und die in dieser Situation dann auch gern bereit sind, dem Anleiter eine Führungsrolle zuzugestehen.

Aus dem Gesagten ist wohl deutlich geworden, dass der partnerschaftliche Führungsstil einerseits der förderndste, forderndste und spannendste für alle Beteiligten ist, andererseits aber auch am meisten Einsatz verlangt. Keiner der Führungsstile wird sich für alle Anleitungssituationen eignen. Welcher Stil im Augenblick angezeigt ist, hängt in starkem Maße vom Ausbildungsstand, aber auch von der Person des Schülers ab. Nicht jeder Schüler fühlt sich mit so viel Eigenständigkeit wohl und nicht jeder ist bereit, so viel Einsatz zu bringen.

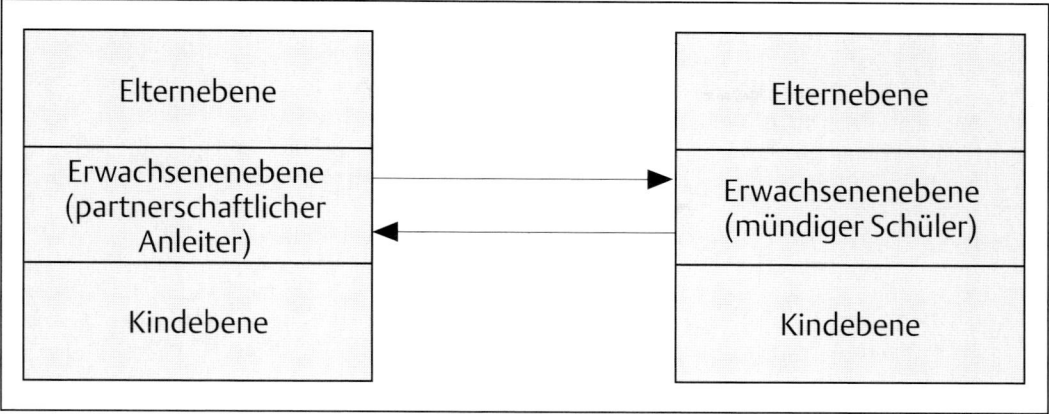

Abb. 2.3 ▪ Anleiter-Schüler-Verhältnis beim partnerschaftlichen Führungsstil .

Auf den gesamten Ausbildungszeitraum gesehen sollte grundsätzlich eine Verschiebung von stärker vorgebender zu immer mehr Freiraum lassender, „partnerschaftlicher" Anleitung stattfinden, die dann am Ende in die völlige Eigenständigkeit des Ausgebildeten mündet.

P *Anregung: Überprüfen Sie im Hinblick auf die Schüler, die Sie gerade begleiten, die folgenden Fragen:*
- *Welche Rolle übernehme ich in der Anleitungssituation: die Elternrolle, die Erwachsenenrolle? (Vgl. Ergebnis Fragebogen)*
- *In welche Rolle begibt sich der Schüler?*
- *Wo braucht der Schüler (noch) feste Vorgaben?*
- *Wo kann und sollte ich ihm (mehr) Freiraum geben?*

2.7 Selbstmanagement und Psychohygiene – Entlastung für den Anleiter

2.7.1 Orte zum Ausruhen – Orte der Reflexion

Einen Schritt nach dem anderen ...

Eine eigene Anleiteridentität entwickeln, Vorbild sein und den Schüler in der ihm angemessenen Weise fördern und fordern, das Umfeld zum Mittragen der Anleitungssituation motivieren – wie ist das in einer für alle Teile befriedigenden Weise möglich?

Wer die bisherigen Ausführungen aufmerksam gelesen hat, hat vielleicht herausgespürt, dass hier mit der Methode immer auch zugleich die Distanz zur Methode vermittelt werden soll. Nicht nur Ziele sollen gezeigt werden, sondern vor allem Wege, und auf dem Weg immer wieder Orte zum Ausruhen, Orte der Reflexion. Neben allem Bemühen steht das ruhige Betrachten der Arbeitssituation, aber auch der eigenen Person und des eigenen Tuns. „Orte des Ausruhens" sind Zeiten, in denen wir in heilsame Distanz zu unseren Aufgaben gehen – sei es im persönlichen oder gemeinsamen

Nachdenken und Austauschen über die Arbeit, sei es in der „Gegenwelt" zur Arbeit, in der Entspannung und Freizeit.

2.7.2 Organisieren lernen

Grundvoraussetzung für die Bewältigung einer komplexen Aufgabe ist ein gutes Selbst- und Zeitmanagement. Für die Anleitungsfunktion heißt das, dass der Anleiter zunächst die gesamte Phase eines Praxiseinsatzes, dann aber auch jeden Arbeitstag überblicken und sinnvoll durchstrukturieren sollte. Welche Lernziele stehen an? Wie lassen sie sich in den Arbeitsablauf integrieren? Welche Schritte sind Bestandteil dieses Tages? Wie lassen sie sich praktisch umsetzen? Welche Lernanforderungen stellt der Schüler? Wieviel Zeit steht zur Verfügung?

Eine sorgfältige, realistische Planung, die auch Raum für Unvorhergesehenes lässt, ist Vorbedingung für eine erfolgreiche Durchführung der Praxisanleitung und damit auch für den Lernfortschritt und die Zufriedenheit von Lernendem und Lehrendem. Sinnvollerweise erfolgt diese Planung schriftlich vor oder zu Beginn des Praxiseinsatzes, anhand der Lernaufträge, die optimalerweise von Praxis und Ausbildungsstätte gemeinsam erarbeitet wurden. Nach jedem Anleitungstag sollte der Anleiter die eigene Arbeit und die des Schülers kurz reflektieren und sich bewusst auf die Aufgabe des nächsten Tages vorbereiten. Die Reflexion hilft dabei, eventuell nötig werdende Korrekturen am Gesamtplan rechtzeitig vorzunehmen. Es ist sehr hilfreich, auch den jeweiligen Tagesplan stichwortartig zu skizzieren. Das erleichtert auch die gemeinsame Reflexion mit dem Lernenden.

Der Faktor Zeit wird in der Anleitungssituation oft unterschätzt – gute Planung und Nachbereitung ermöglicht eine realistischere Einschätzung des Zeitbedarfs, der ja nicht nur je nach Aufgabe variiert werden muss, sondern auch je nach Kompetenz und Persönlichkeit des Lernenden und des Lernpartners Patient bzw. Betreuter.

Teil einer guten Arbeitsorganisation ist ein aufgeräumter Arbeitsplatz, an dem erforderliche Unterlagen und Hilfsmittel gut greifbar sind. Kreatives Chaos ist in einer Lernsituation wie der Praxisanleitung kontraproduktiv. Ebenso „Ballast" in Gestalt von Dingen, die überholt sind oder nicht gebraucht werden.

P *Anregung: Beginnen Sie nicht nächste Woche, sondern sofort damit, Ihre Arbeit, ihren Arbeitsplatz und Ihr Zeitbudget zu organisieren. Sie werden spüren, wie entlastend das wirkt und wie rasch Sie effektiver in Ihrem Tun werden.*

2.7.3 ⋮ Sich abgrenzen lernen

Ab und zu sollte ich als Anleiter überprüfen, was ich von mir verlange: ob ich mich vielleicht selbst überfordere – gar nicht so sehr die anderen. Mache ich mir dies bewusst, so kann es der erste Schritt zu einer realistischeren Arbeitsgestaltung (s. oben) sein.

Z *„Wir sollten uns nicht ständig von den Dingen bedrücken lassen, die wir nicht erledigen können. Sobald wir merken, dass der Druck von allen Seiten so stark wird, dass wir ins Hetzen kommen, ist es Zeit, innezuhalten und unsere Verpflichtungen zu überprüfen." (J. O. Sanders)*

Auch die von außen an mich herangetragenen Forderungen sollte ich immer wieder sortieren und dabei auch Forderungen aussortieren, um den Überblick zu behalten und nicht in zu viele Verpflichtungen und Aufgaben hineinzuschlittern. Hier muss ich gegebe-

nenfalls mein eigener Anwalt sein und anderen meine Grenzen deutlich machen – auch wenn das Nein-Sagen oft schwer fällt.

Eigene Bedürfnisse wahrnehmen, eigene Grenzen erkennen

Nein sagen zur Überforderung heißt auch ja sagen zu den eigenen Bedürfnissen. Bei allem Engagement und aller Einsatzbereitschaft für die mir gestellten Aufgaben muss ich mir ein Gefühl für meine eigenen Bedürfnisse bewahren. Das kann bedeuten, dass ich diese Bedürfnisse zum Ausdruck bringen und auch eigene Forderungen, zum Beispiel nach Entlastung, anmelden muss.

Wer sich ständig über seine Kräfte fordern lässt, tut letztlich auch den anderen keinen Gefallen. Umgekehrt ist jemand, der seine Arbeitskraft realistisch einschätzt, ein verlässlicher Partner.

Noch ein Plus des Abgrenzens: Ein, wenn auch vielleicht mit großer Selbstüberwindung ausgesprochenes NEIN stärkt das Selbstbewusstsein: „Ich weiß, was ich kann, aber ich kenne meine Grenzen". In diesem Punkt wird der Anleiter aber auch schon wieder zum Vorbild für den Schüler, der zu einer ähnlich realistischen und klaren Grundhaltung angeregt wird.

2.7.4 ⋮ Sich selbst vergeben lernen

Jeder von uns erlebt Situationen, die schieflaufen, erlebt Frustrationen und Misserfolge. Liegen die Ursachen bei mir selbst, dann sollte ich aus der Erfahrung lernen. Ich sollte den Misserfolg als eine „konstruktive Rückmeldung" sehen, die mir Informationen liefert, was ich das nächste Mal besser machen könnte oder unterlassen sollte. Danach aber darf ich mir auch ruhig selbst verzeihen, dass ich diesen Fehler gemacht habe.

In jedem Fall – auch dann, wenn meine Enttäuschung von anderen kommt und ich nichts daran ändern kann – sollte ich mich in Zeiten des Misserfolgs auch an meine Erfolge erinnern, oder mich von anderen, bei denen ich mich ausspreche, an sie erinnern lassen.

P *Anregung: „Bilanz ziehen" – Notieren Sie in beiden Spalten mindestens 3 Sätze.*

Tab. 2.3 ⋮ Bilanz ziehen

Fehler akzeptieren	Stärken erkennen
Ich bin ein guter Mentor, obwohl	Ich bin ein guter Mentor, weil

2.7.5 ⋮ Abschalten können

„Gegenwelt"

Die Fähigkeit zur Distanz, zur Entlastung und zum Abschalten mit Ihren jeweiligen „Lieblingsstrategien", ist eine wesentliche Voraussetzung für die positive Bewältigung der Anleitungsaufgabe. Pflegen Sie deshalb ganz bewusst Ihre „Abschaltrituale", alles, was zur „Gegenwelt" der Arbeit gehört.

 Anregung: Wie kann ich nach der Arbeit am besten abschalten?
- *Weg von der Arbeit nach Hause bewusst wahrnehmen,*
- *Kleidung wechseln,*
- *Lieblingsmusik hören,*
- *10 Minuten absolute Stille,*
- *im „Sorgensessel" kurz noch einmal vorüberziehen lassen, was der Arbeitstag gebracht hat, dann „weglegen",*
- *Sport, spazieren gehen,*
- *Entspannungstraining.*

Zu vermeiden ist:
- *zu Hause ständig an die Arbeit denken,*
- *nochmals in der Gruppe/auf der Station anrufen,*
- *nach der Arbeit mit anderen nur über die Arbeit fachsimpeln.*

Meine Orte zum Ausruhen

Probieren Sie ruhig auch einmal neue Rituale für sich aus: Was könnten für Sie Orte zum Ausruhen und Krafttanken sein? Vielleicht helfen Ihnen dabei die Fragen, die der amerikanische Psychologe Arnold A. Lazarus sich im Hinblick auf seine Freizeit und die Regeneration seiner Kräfte zu stellen pflegt:
- Welche schönen Dinge kann ich tun?
- Welche positiven Gefühle kann ich herstellen?
- Welche schönen sensorischen Erfahrungen kann ich entdecken?
- Welche Kraft spendenden und erfreulichen Vorstellungen kann ich heraufbeschwören?
- Welche positiven Selbstgespräche kann ich führen?
- Mit welchen liebenswerten Menschen kann ich zusammen sein?
- Was kann ich tun, um meine Gesundheit zu fördern?

(Arnold A. Lazarus in: Psychologie Heute [1997], S. 37)

2.7.6 ⋮ Psychohygiene von außen

Wenn es Ihnen nicht mehr gelingt, einen heilsamen Abstand zur Situation zu gewinnen, dann sollten Sie sich ganz bewusst Hilfe suchen.

Gespräche im Team, Supervision

Eine solche Hilfe kann das offene Gespräch im Team sein. Auch die Möglichkeit des Begleitetwerdens durch Supervision sollten Sie für sich nutzen. Hier kann „Unerledigtes" in einem neutralen Freiraum aufgearbeitet werden.

Kollegiale Praxisberatung

Eine der wichtigsten Hilfen ist der Austausch mit „Leidensgenossen". Suchen Sie den Anschluss an Anleitergruppen und -arbeitskreise oder, wenn es in Ihrer Nähe keine solche Gruppe gibt, rufen Sie selbst eine solche ins Leben. Anregung für die Gestaltung kollegialer Praxisberatung bietet die Intervisions-Agenda.

2.7.7 ┆ Leitfaden einer Intervision

1. Falldarstellung

Darsteller:

- Ausgangspunkt, Anlass,
- Geschichte,
- Verknüpfungen,
- bisherige Lösungsversuche,
- Wünsche,
- vermutete Wünsche von anderen.

Beobachter:

- Was ist das Problem, welche Hilfe ist notwendig?
- Was ist zu hören, zu fühlen?
- Welche Gestik und Mimik ist wahrzunehmen?
- Welche Vermutungen liegen nahe?

2. Bericht der Beobachter

- Was ist mir wichtig erschienen?
- Was hat es in mir ausgelöst (Gefühle)?
- Wie stellt sich mir die Situation dar?
- Welche Interpretation erscheint mir plausibel?

3. Darsteller

- hört sich alle Rückmeldungen schweigend an,
- prüft die Rückmeldungen,
- achtet auf seine Befindlichkeit,
- teilt mit, welche Interpretation ihm am plausibelsten erscheint.

4. Gemeinsame Lösungssuche

- an dieser plausibelsten Interpretation wird jetzt gemeinsam weitergearbeitet, um zu einer Lösung zu kommen.

5. Entscheidung über das weitere Vorgehen

- Was soll ausprobiert werden?

6. Reflexion des Intervisionsprozesses

P *Anregung: Während eines kollegialen Austausches mit anderen Anleitern beschreibt eine Kollegin, die zum ersten Mal einen Schüler anleitet, wie es ihr momentan geht. „Ich hatte mich eigentlich auf die Aufgabe, eine Schülerin anzuleiten, gefreut. Aber jetzt habe ich immer mehr das Gefühl, zwischen sämtlichen Stühlen zu sitzen. Meine Kolleginnen sagen, ich sei gar nicht mehr ansprechbar. Die Heimbewohner fragen, warum ich mich so selten blicken lasse. Die Schülerin ist schwierig, ich fühle mich ihr gegenüber oft unsicher und werde dann pampig oder halte mich raus, wo ich was sagen müsste. Meine Familie zu Hause ist unzufrieden, weil ich unausgeglichen und fertig bin und oft abends noch etwas in meinen Büchern nachschlage. Ich habe manchmal das Gefühl, richtiggehend ausgesaugt zu werden."*

Versuchen Sie die Aussagen der Kollegin im Rahmen einer kollegialen Praxisberatung anhand des im vorliegenden Kapitel Gesagten zu analysieren und Lösungsmöglichkeiten zu erarbeiten.

- *In welchen Bereichen zeigt sich die Problematik?*
- *Was sind mögliche Ursachen?*
- *Welche Verhaltensstrategien könnte die Kollegin ausprobieren?*
- *Was kann/sollte sie für sich selbst tun?*

Gespräche mit Schulen

Im Kontakt mit anderen Anleitenden bekommen Sie auch Impulse für den Umgang mit den Anforderungen der Ausbildungsstätten, die zum Teil von Praxisstellen und Anleitern als recht praxisfern erlebt werden. Hier ist Selbstbewusstsein, aber auch Offenheit bei den Anleitern gefragt. Die Anregung gemeinsamer Gesprächsrunden mit Anleitern und Dozenten etwa kann in diesem Konfliktfeld neue Wege eröffnen.

P *Reflexion: Lassen Sie sich von dem Erarbeiteten zu einer Überprüfung Ihrer Anleiteridentität anregen.*

- *Wo fühle ich mich wohl in meiner Rolle, wo nicht?*
- *Welcher „Anleiter-Typ" bin ich? Was möchte ich an meinem Anleitungsstil verändern, was beibehalten?*
- *Zeige ich Überforderungstendenzen? In welchen Situationen? Was kann ich ändern?*
- *Woran möchte ich im Blick auf mein Selbstbild arbeiten?*
- *Woran möchte ich im Blick auf mein Umfeld arbeiten?*
- *Wo gibt es Schwächen in meiner Arbeitsorganisation? Wie werde ich sie beheben?*
- *Wo gibt es Schwächen in meiner Psychohygiene (dem guten Umgang mit mir selbst)? Wie werde ich sie beheben?*

3 | „Du" sagen –
die Anleiter-Schüler-Beziehung

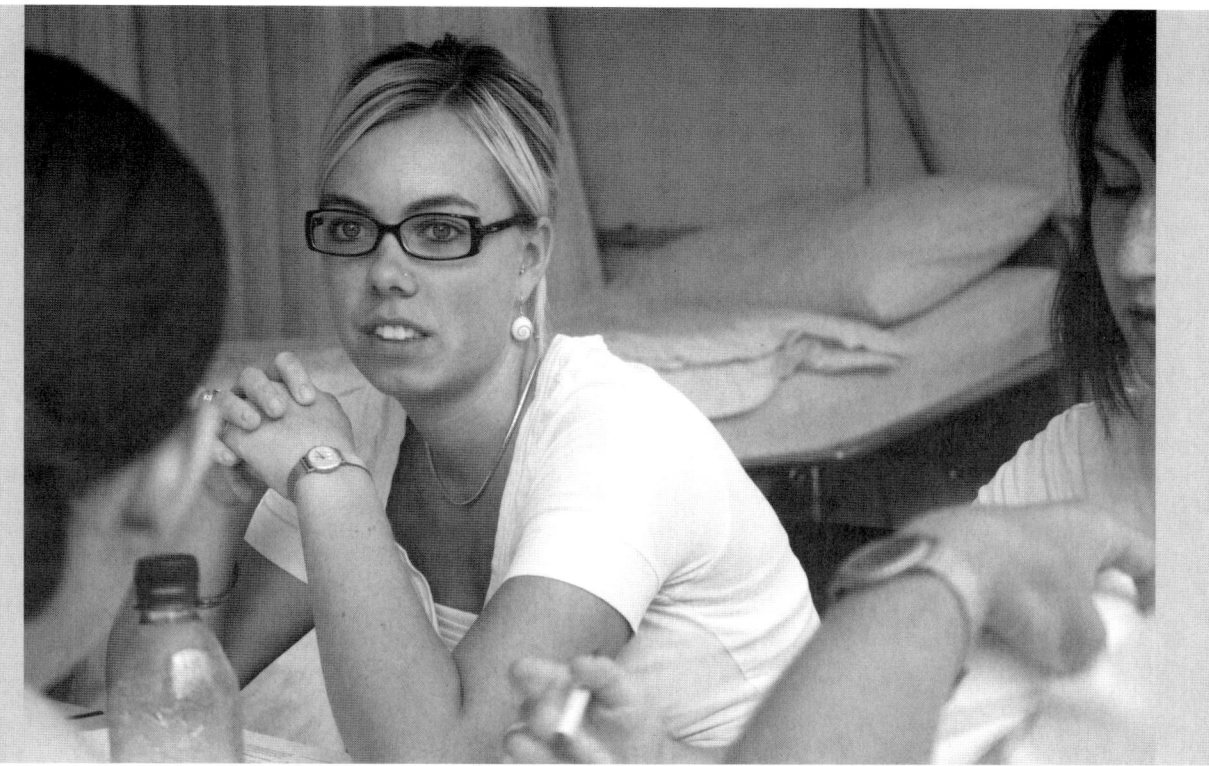

Überblick

3.1 : Der Anleiter als Impulsgeber

Tab.3.1 : Ergebnisse einer Befragung von Mentoren in der Behindertenhilfe

Positives Anleiterverhalten ...	... löst beim Schüler aus:
Schüler als eigenständige Persönlichkeit ernst nehmen	Vertrauen, Unabhängigkeit, Selbstvertrauen
Sympathie und Akzeptanz	Vertrauen, Motivation
Dem Schüler Zeit zum Lernen lassen	Sicherheit, Vertrauen
Eingehen auf Kenntnisse des Schülers	Sicherheit , Erfolgserlebnisse, Selbstständigkeit
Dem Schüler etwas zutrauen	Selbstwertgefühl, Kreativität, Motivation
Rückmeldung, konstruktive Kritik	Sicherheit, Orientierung
Freiraum geben	Kreativität, Erfolgserlebnisse, Motivation
Klare Absprachen/Aufträge	Sicherheit, Orientierung
Lernfelder anbieten zum Nachahmen und Abgrenzen	Finden eigener Position, Selbstvertrauen
Persönliche, aber klar umrissene Beziehung	Sicherheit
Engagement spüren lassen	Vorbildfunktion
Klarheit in Position, Werten und Vorgaben	Identifizierung und Abgrenzung
Zeit haben	Rückhalt, Vertrauen
Umfassende Information	Orientierung
Offenheit, Kritikfähigkeit	Wertschätzung, Vertrauen
Interesse	Motivation
Wertschätzung	Zufriedenheit, Selbstvertrauen

Die Tabelle gibt in knappster Form wieder, wie entscheidend ein offener, wertschätzender und vor allem klarer Umgangsstil des Anleiters für den Lernerfolg des Schülers ist (s. 2.5, S. 19 ff; 3.3, S. 34) Basis dafür ist eine gute Beziehung zwischen Anleiter und Schüler.

3.2 Das Bild vom anderen – Orientierung und Handicap in der Beziehung

Anleitung ist ein Beziehungsgeschehen, eine Inter-Aktion, bei der beide Partner wechselseitig aufeinander Einfluss nehmen.

3.2.1 Erste Begegnung – Weichenstellung für die Anleiter-Schüler-Beziehung

Offenheit erzeugt Offenheit

Kommt der Anleiter dem Schüler positiv entgegen, offen für ihn als Person und für seine Vorstellungen von Arbeit, so wird der Schüler das als wohltuend empfinden und sich seinerseits ebenfalls eher öffnen und auf sein Gegenüber zugehen. Das wiederum wird diesen freuen und in seiner positiven Haltung bestärken. Wir sprechen dann von einem „positiven Kreisprozess" (Schulz v. Thun, Watzlawick), der sich fortsetzt und beide Partner zu einer von gegenseitiger Wertschätzung geprägten, wohltuenden Zusammenarbeit befähigt.

Vorbehalte erzeugen Vorbehalte

Leider ist das negative Pendant zum positiven Kreisprozess genauso oft anzutreffen. Die Beziehung Anleiter-Schüler steht dann gleichsam von Anfang an unter einem unglücklichen Stern –

- sei es, dass der Anleiter schlechte Erfahrungen mit Schülern gemacht oder seine Aufgabe nur widerwillig übernommen hat,
- sei es, dass der Anleiter vor dem Schüler oder der Schüler vor dem Anleiter „vorgewarnt" wurde und deshalb gleich mit Bedenken und Vorbehalten in die Beziehung hineingeht.

In den meisten Fällen bestimmen Vorerfahrungen mit der Anleitungssituation den Anfang einer Anleiter-Schüler-Beziehung. Sind diese Vorerfahrungen negativer Art, dann können sie die Beziehung von vornherein überschatten.

Z *„Es ist schwieriger, eine vorgefasste Meinung zu zertrümmern, als ein Atom."* (Albert Einstein)

Vorsicht „erster Eindruck"

Der Anstoß in eine positive oder negative Richtung kann aber auch ganz einfach vom ersten, äußeren Eindruck ausgehen, den Anleiter und Schüler voneinander gewinnen. Diese zwangsläufig ganz oberflächliche und nicht selten völlig irreführende erste „Momentaufnahme", bei der häufig Äußerlichkeiten wie Kleidung, Sprechweise u. ä. im Vordergrund stehen, kann einen Kreisprozess auslösen, wie er in Abb. 3.1 dargestellt ist.

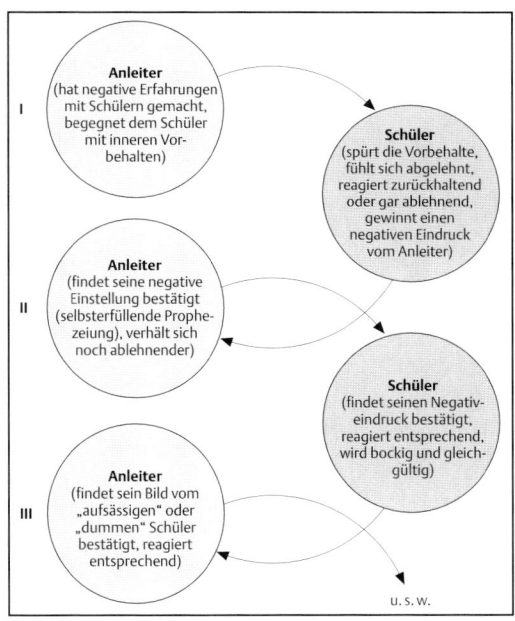

Abb. 3.1 ▪ Negativer Kreisprozess.

Es ist ganz natürlich, dass Vorerfahrungen, Vorinformationen und auch erste Eindrücke unser Verhalten bestimmen und dass wir uns, bewusst oder unbewusst, an ihnen orientieren. Damit wir dennoch nicht Auslöser oder Opfer einer negativen „Kreisprozess-Spirale" werden, die sich, wenn sie erst einmal in Gang gesetzt wurde, nur sehr schwer aufhalten oder durchbrechen lässt, sollten wir eines bedenken: Gefährlich werden Irrtümer vor allem, wenn an ihnen festgehalten wird. Das gilt in höchstem Maße für Vorurteile und Fehler in der Wahrnehmung anderer Menschen.

Z *„Ich brauche jemanden nur zu sehen – und schon weiß ich über ihn Bescheid.*
Ich brauche mit jemandem nur ein paar Worte zu wechseln – und schon weiß ich, mit wem ich es zu tun habe.
Ich brauche über jemanden nur dieses oder jenes zu hören – und schon weiß ich, was für ein Mensch er ist.
Mein Gott, es ist erschreckend, wie schnell ich jemanden zu kennen glaube – und wie lange es dauert, bis ich mein voreiliges Urteil ändere." (P. Ceelen)

Ich sollte mir deshalb meine (eigenen oder von anderen übernommenen) Vorurteile, meine (Vor-)Erfahrungen und meinen „ersten Eindruck" bewusst machen und mich zugleich auch davon distanzieren. Bei negativen Vorinformationen heißt das: „Wie andere eine Person erleben und beurteilen, sagt nur etwas über ihre Situation aus, nichts darüber, wie dieser Mensch ist oder wie ich ihn erlebe." Bei negativen Vorerfahrungen heißt das: „Ich habe mit einem Schüler bestimmte Erfahrungen gemacht, das lässt sich jedoch nicht auf einen anderen Schüler übertragen." Bei einem negativen „ersten Eindruck" heißt das: „Ich habe in dieser einen Situation vielleicht einen negativen Eindruck vom anderen gewonnen, doch das sagt noch nichts über sein Verhalten in anderen Situationen aus."

Gelingt es, so bewusst mit der eigenen Personwahrnehmung umzugehen, so kann der Anleiter mit einem „Vertrauensvorschuss" für den Schüler in die Beziehung gehen, sich auf die Begegnung mit ihm einlassen und den zweiten, dritten, vierten Eindruck abwarten.

Immer wieder neu anfangen!

Was hier zum Anfang der Anleiter-Schüler-Beziehung gesagt wird, gilt im Übrigen auch für spätere Situationen. Gerade im Umgang mit Schülern, die einem nicht so liegen, und auch nach den durch die Ausbildungsstruktur vorgegebenen Unterbrechungen des Kontakts zum Schüler wird es immer wieder nötig, alte Wahrnehmungs- und Verhaltensmuster zu überprüfen und gegebenenfalls abzustreifen, d.h. die Weichen der Beziehung ganz bewusst neu zu stellen.

3.2.2 Eingefahrenes neu gestalten – Chancen für Neuanfänge in der Anleiter-Schüler-Beziehung

Neben dem Verhaftetsein im ersten Eindruck und der Übertragung vergangener Erfahrungen auf andere Personen (Übertragungsfehler) können auch andere Wahrnehmungsfehler die Beziehung zum Schüler belasten:

Halo-Effekt. Im Umgang wird ein Merkmal des anderen überdeutlich wahrgenommen, z.B. seine lebhafte Art, und alle anderen Eigenschaften verblassen daneben.

Logischer Fehler. Häufig tritt dieser Fehler gekoppelt mit irrtümlichen pseudo-psychologischen Rückschlüssen auf, z.B. „ein lebhafter Schüler, der sich viel einbringt, ist immer auch aufmüpfig".

Kontrast-Bildung. Nicht zu vergessen ist die Tendenz, Kontraste zur eigenen Person besonders deutlich wahrzunehmen und dem anderen anzukreiden. Dem Anleiter, der auf korrekte Kleidung Wert legt, ist die saloppe Aufmachung des Schülers ein Dorn im Auge (und bietet ihm womöglich gleich Anlass zu einem „logischen Fehler": Nachlässig gekleidete Schüler arbeiten auch nachlässig). Jüngere Anleiter tun sich häufig schwer mit älteren Schülern und umgekehrt; kritische, problembewusste Anleiter mit „laschen" Schülern, die zu allem ja sagen, und umgekehrt; „Aktivierungsfans" mit „Sauberkeitsfans", usw. (vgl. 9.2, S. 99)

Damit sollen die hier deutlich werdenden unterschiedlichen Schwerpunkte nicht relativiert werden. Es gilt nur aufmerksam zu werden, wo Negativbilder des anderen eventuell mit überscharf wahrgenommenen Kontrasten zu eigenen Vorstellungen zusammenhängen.

Es muss wohl nicht eigens betont werden, dass Schüler natürlich zu den gleichen Fehlern in der Wahrnehmung anderer Personen, z.B. ihrer Anleiter, neigen.

P *Anregung: Überlegen Sie einmal kritisch, welche Wahrnehmungsfehler Ihnen in Ihrer Anleiterrolle unterlaufen. Machen Sie sich diese Fehler ganz sachlich bewusst und überlegen Sie, wie Sie anders mit ihnen umgehen können, da solche Fehler sich erfahrungsgemäß nicht vermeiden, wohl aber kontrollieren lassen.*

Das Vorleben eines offenen und wertschätzenden Umgangs miteinander kann schon die erste wichtige Lektion sein, die der Anleiter seinem Schüler mit auf den Weg gibt.

3.3 Balance aus Distanz und Nähe – Klarheit in der Beziehung

So paradox es klingt, eine gute Beziehung lebt von der Distanz. Nichts gefährdet die Anleiter-Schüler-Beziehung so sehr wie Distanzlosigkeit: Wie soll ich jemanden kritisieren, fördern, beurteilen, zu dem ich keine Distanz habe? Ganz abgesehen davon, dass der andere negative Rückmeldungen von mir in diesem Fall entweder als verletzend empfinden muss oder sie nicht ernstnehmen kann, raube ich mir damit selbst die objektive Perspektive. Ich nehme mich und den anderen tatsächlich nicht ernst genug. Die Gefahren der Distanzlosigkeit verdeutlicht das folgende Beispiel einer Praxisprobe aus einem Wohnheim für erwachsene geistig behinderte Menschen.

3.3.1 „Genauso hätte ich es auch gemacht ..." – Gefahren fehlender Distanz

B *Jörg hatte das gewisse Etwas. Als „älterer" Grundkursschüler brachte er genug Lebenserfahrung mit, um auf der Wohngruppe mit erwachsenen geistig behinderten Menschen gute Arbeit zu tun. Darüber hinaus verfügte er über ein ausgeprägtes pädagogisches Feingefühl. Anleiter und Fachlehrer bescheinigten ihm „Naturbegabung" und sprachen von Qualitäten, die Mitarbeiter im Sozialbereich „entweder von Anfang an haben oder nur schwer erlernen". Jörg hatte sich für eine Praxisprobe eine Situation ausgewählt, in der er seine Stärken nutzen konnte. Der Fachlehrer, der zum ersten Mal seinen Schüler in der Praxis erlebte, war beeindruckt von den „liebevollen Details" und den „erstaunlich professionellen Methoden im therapeutisch-pädagogischen Bereich". Sein erster Eindruck war äußerst positiv. Im Nachgespräch zur Praxisprobe meinte er: „Das hätte ich genauso gemacht", und verzichtete auf „unwichtige Details" in seiner Rückmeldung ... Was war geschehen? Fast unmerklich hatte sich der Fachlehrer auf eine kollegiale Ebene zum Schüler begeben. Der Gesamteindruck war für ihn „überwältigend" gewesen, sodass Kritikpunkte in einzelnen methodischen Schritten unter den Tisch fallen konnten. „Fachsimpelnd" hatte er Erfahrungen und methodische Schritte mit dem Schüler ausgetauscht und sich schließlich „freundschaftlich" von ihm verabschiedet. Er hatte dem Lernenden nicht das Du angeboten, aber er hatte deutlich seine Rolle als Praxisbegleiter verändert und einen „kollegialen Ton" angeschlagen.*

Erst als der Schüler Wochen später seine fachpraktischen Unterlagen nicht abgeliefert hatte, merkte er, dass er zu weit gegangen war. Durch seine Über-Identifikation mit dem Schüler hatte er sich selbst die Distanz genommen, die er nun gebraucht hätte, um auf diese Versäumnisse adäquat zu reagieren. Der fehlende Abstand hatte ihm nicht nur den Blick getrübt, sondern auch seine Handlungsspielräume verkleinert!

Gefahr: Symbiotische Beziehungen

Eine andere Gefahr für das Gleichgewicht aus durchaus zulässiger Nähe und ebenso wichtiger Distanz in der Anleiter-Schüler-Beziehung ist das Eingehen sogenannter symbiotischer (verschmelzender) Beziehungen. Auch hier wird wieder in höchst problematischer Weise Distanz vernachlässigt. J. Schiff unterscheidet vier „Einladungen zur Symbiose". In Anlehnung an dieses Modell müssten Anleiter auf folgende „Schüler-Einladungen" achten, um nicht in symbiotische (dysfunktionale) „Beziehungsfallen" zu tappen:

1. Der passive, hilflose Schüler (Nichtstun): Der Anleiter wird dazu eingeladen, in die aktivierende und „nährende" Rolle zu gehen.
2. Schüler, die durch Hektik und ziellose Aktivität auffallen (Agitation): Der Anleiter wird dazu eingeladen, Verantwortung und Strukturierung zu übernehmen.
3. Der überangepasste Schüler (Überanpassung): Auch hier soll der Anleiter Verantwortung und Initiative übernehmen und dem Schüler den „vorauseilenden Gehorsam" belohnen.
4. Schüler, die sich selbst schlecht machen, sich selbst schädigen (Selbstschädigung): Beim Anleiter wird die Helferrolle aktiviert. Er wird dazu eingeladen, Beschützer und „Sanitäter" zu sein.

Letztlich enthalten alle vier Verhaltensvarianten ein regressives Element, d. h., die Schüler verhalten sich nicht „erwachsen", sondern definieren sich aus dem „Kind-Ich" (Berne). Bewusst oder unbewusst drängen sie dabei den Anleiter ins „Eltern-Ich". Für manche Anleiter ist das ein verführerisches Angebot. Natürlich können Angebote zur Symbiose auch vom Anleiter ausgehen (vgl. 2.6.1, S. 22 f)

Beziehung lebt von Nähe

Wie wichtig für die Anleitungsbeziehung umgekehrt auch die – richtige – Nähe ist, zeigen die negativen Folgen totaler Distanz beim Laissez-faire-Anleitungsstil (vgl. 2.6.2, S. 23 f). Der Anleiter ist Bezugsperson für den Schüler, jemand, an den der Schüler sich in schwierigen Situationen wendet, an dem er sich orientiert, der ihm Rückhalt gibt. Dafür muss Vertrauen und Nähe da sein.

P *Anregung: Distanz und Nähe, was bedeutet das in der Anleitertätigkeit? Wo hört das eine auf und beginnt das andere? Kennzeichnen Sie in der Liste „Positives Anleiterverhalten" am Anfang des Kapitels all die Verhaltensweisen, die Ihrer Ansicht nach Nähe ausdrücken, und die, die für Distanz stehen. Ergibt sich ein Gleichgewicht?*
Betrachten Sie Ihre eigene Anleitungsbeziehung: welchen Stellenwert haben die beiden Pole darin?

Distanz ist:
- den anderen als eigenständige Person gelten lassen,
- Arbeitsinhalte und Probleme sachlich diskutieren,
- Freiraum geben,
- objektiv beobachten,
- Fähigkeiten erkennen und richtig einschätzen,
- Kritik äußern (positive und negative),
- Grenzen setzen,
- Fachwissen vermitteln,
- Lernmöglichkeit bieten,
- in die Selbstständigkeit entlassen, loslassen.

Nähe ist:
- Ansprechpartner in schwierigen Situationen sein,
- Möglichkeit zum Aussprechen von Gefühlen geben,
- Unterstützung, Hilfe, Ermutigung geben,
- Vertrauen aufbauen,
- Sympathie und Akzeptanz entgegenbringen,
- Beziehung leben und vorleben,
- persönlich und offen auf den anderen zugehen,
- eigene Schwächen und Fehler zugeben können.

P *Anregung: Vielleicht fallen Ihnen noch Ergänzungen zu den beiden Listen aus Ihrer aktuellen Situation heraus ein?*

Beziehung lebt von Klarheit

Ein weiterer wesentlicher Faktor für Vertrauen und gegenseitige Wertschätzung in der Beziehung ist, neben dem rechten Gleichgewicht aus Distanz und Nähe, die Klarheit im Umgang miteinander. Auch das wird aus dem in der Einleitung des Kapitels aufgeführten Katalog für positives Anleiterverhalten ganz deutlich.

Klarheit in der Beziehung bedeutet
- selbst klar und eindeutig im Reden und Handeln sein, Kongruenz (nicht heute so und morgen so),
- Ich-Botschaften senden, wenn ich etwas über mich aussagen will (nicht: „Du enttäuschst mich.", sondern „Ich bin enttäuscht" s. 3.4.3, S. 36 f; 3.5.2, S. 39 ff),

- den Schüler umfassend informieren,
- Transparenz (z.B. welche Schwerpunkte werden bei der Beurteilung gesetzt),
- die Position des Anleiters/des Schülers klar umreißen,
- klare und eindeutige Absprachen treffen,
- klare Aufgabenzuteilung vornehmen,
- klare Ziele formulieren (s. Kap. 6)
- klare Freiräume abstecken,
- klare, eindeutige, konstruktive Rückmeldung geben (s. 3.5, S. 37 ff)
- eindeutige Grenzen in der Beziehung ziehen (z.B. private Dinge ausklammern, wenn man dies möchte).

Werden die genannten Aspekte – Nähe, Distanz, Klarheit – in der Anleitungssituation ernst genommen, so sind damit die Voraussetzungen für eine wahrhaft fördernde, das Lernen und die professionelle wie persönliche Weiterentwicklung des Schülers begünstigende Anleiter-Schüler-Beziehung geschaffen. C. Rogers hat deutlich gemacht, in welchen Verhaltensweisen und Haltungen eine solche Beziehung ihren Ausdruck findet.

3.3.2 : Hilfreiche Beziehung nach C. Rogers

Z *„Je mehr es mir gelingt, den anderen so zu akzeptieren, wie er ist, umso eher erhöht sich die Wahrscheinlichkeit, dass er sich verändert."* (C. Rogers)

Nach Rogers müsste ein Anleiter in der Beziehung zum Schüler folgende acht Punkte berücksichtigen:
- Kongruenz: Das sein, was ich schon bin.
- Mitteilung: Das, was ich bin, eindeutig ausdrücken.
- Rückmeldung: Positives wahrnehmen und ausdrücken.
- Individualität: Das Recht auf mein Eigensein wahrnehmen.
- Respektierung: Dem anderen sein Anderssein lassen.
- Empathie: Mich in die Situation des anderen hineinversetzen.
- Bewertung: Nicht die Person, sondern das Verhalten bewerten.
- Subjektivität: Den anderen nicht zum Objekt machen.

Auch wenn einige dieser Punkte einen sehr hohen Anspruch an den Anleiter stellen und idealistisch erscheinen, bilden sie letztlich doch die Grundlage für jede „hilfreiche Beziehung".

3.4 ⋮ Kommunikation – der Draht zueinander

Die Brücke zwischenmenschlicher Beziehungen ist Kommunikation, das Sich-Austauschen und Sich-Mitteilen in all seinen Spielarten von nichtsprachlichen Signalen wie Gesichtsausdruck und Körperhaltung bis hin zum Miteinander-Reden. Will ich eine Beziehung positiv gestalten, so muss ich meinen Kommunikationsstil bewusst darauf ausrichten.

L *Übung: Stellen Sie sich einen idealen, angenehmen Gesprächspartner vor. Wie ist seine Körpersprache? Welche Eigenschaften müsste er haben? Wie fühlt sich sein Gegenüber?*
Und nun denken Sie sich einen sehr unangenehmen, Angst auslösenden Gesprächspartner aus. Wie verhält er sich? Wie ist seine Mimik, Gestik, Körperhaltung? Wie geht es wohl seinem Gegenüber?
Welche Züge aus den beiden Visualisierungen entdecken Sie bei sich? Welche Art von Gesprächspartner möchten Sie als Anleiter sein? Wie soll sich Ihr Schüler Ihnen gegenüber fühlen? Welche körpersprachlichen Signale haben Sie als angenehm/unangenehm eingestuft?

Im Folgenden finden Sie Anregungen für einen bewussten Umgang mit dem wichtigen Werkzeug Kommunikation und einige Tipps für die Behebung eventueller „Kommunikationspannen".

3.4.1 ⋮ Am Anfang der Kommunikation: die Anrede – kleine Ursache, große Wirkung

B *Beispiel 1: „Bei uns auf der Station duzen sich alle. Mir war das unangenehm, aber ich habe mich nicht getraut, was dagegen zu sagen, wo ich doch nur Schülerin bin. Trotzdem hat es mich gestört, dass mich meine viel jüngere Anleiterin, ohne mich zu fragen, einfach mit dem Vornamen angeredet und geduzt hat." (Eine Altenpflegeschülerin)*

B *Beispiel 2: „Wir verstehen uns im Team prima. Manche duzen sich, manche sind per Sie, das tut dem guten Verhältnis keinen Abbruch. Unangenehm wurde es mir aber, als ich einen Schüler anleiten sollte, der mir richtig unsympathisch war, und der gleich sagte: „Gell, wir sagen doch du. Ich bin der Martin." Im ersten Moment war ich ganz platt und konnte gar nichts dagegen sagen. Aber in der Zwischenzeit stört mich dieses erzwungene ‚Du' immer mehr, es belastet unser Verhältnis richtiggehend zusätzlich." (Eine Anleiterin in der Behindertenarbeit)*

Anrede offen besprechen

Wie weit die Beziehung zwischen Anleiter und Schüler „sprachlos" bleibt, kann, wie die obigen Beispiele

zeigen, schon an so kleinen Signalen wie der gegenseitigen Anrede liegen. Deshalb sollten Anleiter und Schüler hier von vornherein eine klare, gemeinsame Regelung treffen. Dabei sollte jeder ehrlich sagen und beim anderen akzeptieren können, wenn ihm die eine oder andere Form unangenehm ist. Nicht die Anrede, sondern der offene Umgang mit den eigenen Bedürfnissen und denen des anderen kann die Beziehung von vornherein klarer und positiver gestalten.

„Ob Du oder Sie – entscheidend ist, dass man sich gegenseitig ernst nimmt und respektiert."

3.4.2 ⋮ Kommunikation in Aktion: eine Aussage – vier Klangfarben

Wenn wir miteinander reden, schwingen meist mehrere Nachrichtenaspekte in einer einzigen Aussage mit. Das macht Kommunikation oft schwierig und störanfällig.

- Jede Aussage oder Nachricht enthält zunächst einen Sach-Anteil, eine Sachinformation.
- Neben diesen Sachinformationen vermittelt die Aussage oder Nachricht auch etwas über den, der sie äußert, den „Sender".
- In den meisten Fällen soll die Aussage oder Nachricht beim „Empfänger" etwas bewirken oder ihn zu etwas veranlassen. Der Sender „appelliert" gleichsam an ihn.
- Und schließlich sagt der, der die Aussage macht, direkt oder indirekt immer auch etwas über sein Verhältnis zum Empfänger aus.

Der Satz „Karin, helfen Sie mir bitte mal bei Frau Müller!" kann gleichzeitig ganz Verschiedenes zum Ausdruck bringen (F. Schulz von Thun, s. nachfolgende Tabelle 3.2).

Während die Sachaussage gleichsam neutral ist, enthalten die drei anderen Aspekte mehr oder weniger starke Gefühlsanteile. Die „anderen" Seiten einer Sachaussage drücken sich dabei manchmal nur im Tonfall oder in der Mimik und Gestik aus. Klingt die Stimme des Sprechers im Beispiel oben freundlich/neutral oder gereizt? Ist der Gesichtsausdruck entspannt oder ärgerlich/ungeduldig? Wie ist die Körperhaltung? Wenn der Anleiter den Satz mit allen Zeichen der Ungeduld (erhobene Stimme, heftige Gestik, gereizter Ausdruck) äußert, würde er in ausführlicher Form vielleicht lauten: „Du dumme Schü-

Tab. 3.2 ⋮ Eine Nachricht – mehrere Botschaften: „Karin, helfen Sie mir bitte mal bei Frau Müller."

Inhaltsaspekt	Selbstoffenbarungsaspekt	Beziehungsaspekt	Appell
Sachaussage: „Bei Frau Müller ist eine Pflegehandlung nötig, die nicht oder nur unter Schwierigkeiten von einer Person allein ausgeführt werden kann."	**Aussage über den Sender** „Ich schaffe es nicht allein."	**Aussage über die Beziehung zum Angesprochenen:** „Karin, Sie sind mir gegenüber doch immer so hilfsbereit, da wende ich mich an Sie."	**Aufforderung:** „Steh nicht rum, tu was!"

lerin, du gehst mir wirklich auf die Nerven. Siehst du nicht, was hier zu tun ist? Tu gefälligst, was ich dir sage." Die sachlichen Anteile würden damit zugunsten gefühlsbeladener Anteile auf der Selbstoffenbarungs-, Appell- und Beziehungsseite zurückgedrängt werden.

Empfang auf mehreren „Ohren"

Doch Kommunikation wird nicht nur vom „Sender" bestimmt, sondern genauso stark vom „Empfänger". Auch er hört gleichsam auf „verschiedenen Ohren", und je nach dem, welche Zusatzbotschaften er aus der Aussage „heraushört", wird er reagieren. Welchen Aspekt er dabei in den Vordergrund stellt, hängt wieder von der Situation und seiner eigenen Befindlichkeit ab. In einer Lern-Situation wird ihn eventuell der Sachinhalt der Aussage am meisten interessieren. Fühlt er sich vom Lehrenden, z.B. dem Anleiter, schlecht behandelt, so wird er auf – ihn vielleicht verärgernde – Appelle und Beziehungsbotschaften achten. Diese Auswahl geschieht in der Regel ganz unbewusst. In der Anleiter-Schüler-Beziehung werden beide Beteiligten natürlich besonders „hellhörig" für den Beziehungsaspekt sein.

Schon dieser kurze Überblick macht deutlich, dass es an vielen Stellen zu „Kommunikationspannen" kommen kann:
- Wenn der Sender undeutliche oder unklare Botschaften sendet.
- Wenn der Sender gleichzeitig sich widersprechende Botschaften sendet, etwa verbal ein Lob ausspricht, körpersprachlich aber Abwehr und Ungeduld signalisiert.
- Wenn der Sender nicht ausdrücken kann, was er sagen möchte.
- Wenn Sender und Empfänger „nicht die gleiche Sprache sprechen", der Empfänger die Botschaften also falsch verstehen muss, weil der Sender

z.B. Aufforderungen in aller Sachlichkeit immer recht barsch vorbringt, der Empfänger sich aber bei kurzangebundenen Gesprächspartnern grundsätzlich getadelt fühlt.
- Wenn der Empfänger „abgeschaltet" hat.
- Wenn sich Sender oder Empfänger in außergewöhnlichen oder belastenden Situationen befinden.
- Wenn starke „Störreize" von außen da sind – die Kommunikation etwa ständig unterbrochen wird.

3.4.3 ⋮ Was können wir für eine funktionierende Kommunikation tun?

Sach- und Beziehungsaspekt nicht mischen!

Für die Anleitungsbeziehung müssen wir uns klarmachen, dass wir in der Auseinandersetzung mit dem Schüler immer gleichzeitig Sach- und Beziehungsaussagen machen. Gefährlich kann es werden, wenn wir beides in negativer Weise mischen, wenn etwa die Sachfrage „Warum hast du das noch nicht gemacht?" indirekt zum Vorwurf wird: „Warum enttäuschst du mich so, ich gebe mir doch solche Mühe mit dir und habe dir immer soviel Freiheit in der Anleitungsbeziehung gelassen, da könntest du doch auch zuverlässiger sein!"

Gerade wenn es um Kritik, um das Aussprechen „unangenehmer Wahrheiten" geht, ist das Bemühen um Sachlichkeit ganz entscheidend (s. dazu die Ausführungen zum Thema „Rückmeldung" unter 3.5). Am förderlichsten für eine gute Kommunikation ist es, als Sender so klar und eindeutig wie möglich zu sein. Die Aussage-Ebenen sollten dabei so weit wie möglich auseinandergehalten und getrennt zum Ausdruck gebracht werden. Für unser Beispiel könnte das heißen: „Karin, könnten Sie mir mal bitte bei Frau Müller helfen, zu zweit geht es leichter." Der Satz war als reine Sachaussage gemeint. Oder, wenn eine gefühlsmäßige Reaktion vorliegt: „Karin, helfen Sie mir bitte bei Frau Müller" (Sachebene). „Eigentlich bin ich ein bisschen enttäuscht, weil ich erwartet hätte, dass Sie sich von selbst anbieten" (Beziehungsebene/Gefühlsaussage).

Gefühle aussprechen, aber als Ich-Botschaft

Beide Aussagen sind etwas ausführlicher als der Satz oben, dafür aber für den Empfänger eindeutiger. Beim zweiten, kritisierenden Satz fällt zudem auf, dass die Anleiterin von sich selbst, ihrem eigenen Empfinden, ausgeht: „Ich bin enttäuscht." Sie überfährt oder beschuldigt die Schülerin nicht: „Sie sind wohl wieder mal ganz woanders mit Ihren Gedanken." Gerade bei gefühlsbelasteten Aussagen ist es ganz wichtig, solche Ich-Botschaften zu senden.

Hören, nicht deuten!

Die Klarheit des Senders hilft Missverständnisse vermeiden. Um die gleiche Offenheit und Klarheit muss sich aber auch der Empfänger bemühen. Wenn Sender und Empfänger „nicht die gleiche Wellenlänge haben", wenn das Gesagte auf einer anderen Ebene wahrgenommen wird, als es gemeint war, entstehen Konflikte. So könnte die Anleiterin im Beispiel oben ihren Satz rein sachlich gemeint haben, die Schülerin aber hört vielleicht ganz irrtümlich einen Vorwurf heraus und reagiert entsprechend.

Besonders vieldeutig sind nonverbale Signale, die oft zur Grundlage einer Deutung gemacht werden. Natürlich läuft auch im nichtsprachlichen Bereich Kommunikation mit ihren verschiedenen Aspekten ab (Watzlawick), doch die als angespannt empfundene Stimme, die als ungeduldig empfundene rasche Handbewegung, der als ärgerlich empfundene Blick können jeweils auch Ausdruck von etwas ganz anderem sein. Es handelt sich dabei nur um – ergänzende – Eindrücke des Empfängers, oft von seiner eigenen Stimmung und Erwartung beeinflusst, die nie verabsolutiert werden dürfen.

Unklares klären

Hier gilt es, als Empfänger an sich zu arbeiten und jede Botschaft zunächst einmal wirklich nur zu hören und ganz sachlich aufzufassen, bei Unklarheiten aber nachzufragen („Sind Sie verärgert?").

 „Es ist ein Fehler, zwischen den Zeilen zu lesen, ohne auch die Zeilen selbst zu lesen." (C. S. Lewis).

3.5 Vom schwierigen Umgang mit Lob und Tadel – Lernen durch Rückmeldung

Ob wir eine Verhaltensweise, etwa eine bestimmte Pflegehandlung, eine bestimmte Art, mit einem Betreuten umzugehen, beibehalten oder ob wir unser Verhalten ändern, hängt zu einem großen Teil davon ab, welche Erfahrungen wir mit diesem Verhalten machen und wie andere darauf reagieren. Erlebe ich, dass ein Verhalten positive Konsequenzen hat, mir zum Beispiel Anerkennung einbringt, werde ich es wiederholen. Erlebe ich umgekehrt, dass ich mit meiner Handlungsweise nicht erfolgreich bin und mir möglicherweise sogar Ärger damit einhandle, werde ich mich umstellen und das Verhalten in der Regel unterlassen.

Dieses einfache verhaltenstheoretische Grundgesetz kommt auch in der Anleitungssituation zum Tragen. Die Aktion des Lernenden führt zu einer Rückmeldung (Feedback) des Anleiters, die sich wiederum auf die nächste Aktion des Schülers auswirken wird

(Rückkoppelungsschlaufe). Wie eine Rückmeldung ganz konkret wirkt, ist dabei nicht unbedingt vorhersehbar, da die Verfassung und Lerngeschichte des anderen und die Beziehung zwischen den Beteiligten eine Rolle spielt. Leider neigen wir ganz allgemein dazu, Positives eher zu übersehen und uns dafür um so mehr an Negativem aufzuhalten. In der Anleitungssituation ist das nicht anders: Ein Tadel erfolgt meist recht prompt, mit dem Loben dagegen tun wir uns schwerer. Hier kann die bewusste Auseinandersetzung mit der Lerntheorie äußerst hilfreich sein.

Wichtig ist, dass der Anleiter mit dem Wissen um die Gesetzmäßigkeiten des „Lernens aus Konsequenzen" (Skinner) bewusst und pädagogisch sinnvoll – nicht manipulativ! – umgeht. Schon bald wird sich eine Balance aus Lob und Korrektur ergeben, die dem Schüler Bestätigung und Orientierung gibt.

3.5.1 „Das hat mir gefallen, wie Sie das gemacht haben!" – das Lob

B *Beispiel 1: „Meine Mentorin ist fachlich absolut Spitze, da kann ich sie alles fragen. Was mich fertig macht, ist, dass sie nie sagt, wenn ich mal was gut gemacht habe. Immer bloß, was noch besser werden könnte. Manchmal bin ich deswegen schon total verunsichert, ob ich überhaupt irgendwas kann." (Ein Altenpflegeschüler)*

- Gut: Fachliche Stützung des Schülers, Hinweis darauf, wie man Abläufe besser gestalten könnte.
- Schlecht: Keine positive Rückmeldung, Schüler erlebt keinen Erfolg, Verunsicherung des Schülers.

B *Beispiel 2: „Neulich war ich in einer brenzligen Situation auf dem Wohnbereich auf mich allein gestellt. Ich war ganz zittrig, hab' aber versucht, die Ruhe zu bewahren und alles wenigstens annähernd so zu machen, wie wir's gelernt haben. Es ging dann auch gut vorbei, und ich war richtig stolz auf mich. Ich glaube, das nächste Mal würde ich mir schon mehr zutrauen. Im Nachhinein glaube ich, dass es auch wichtig war, dass mein Anleiter den Ablauf hinterher noch mit mir durchgesprochen hat und mir Tipps gegeben hat. Im ersten Moment wäre mir zwar lieber gewesen, wenn er mich einfach nur gelobt hätte, aber ich glaube, so bin ich noch sicherer geworden." (Eine Heilerziehungspflegeschülerin)*

- Gut: Schüler konnte sich bewähren und dafür selbst loben.
- Gut: Durchsprechen der Situation, unmittelbar danach, mit dem Anleiter.
- Nicht so gut: Zunächst hätte der Schüler für seine Leistung gelobt werden müssen, dann wäre er vielleicht noch offener für weitere Anregungen gewesen.

Lob motiviert

Die erwiesenermaßen wirksamste Möglichkeit zur Steuerung von Lernprozessen – die sich darüber hinaus noch ganz allgemein äußerst positiv auf das Arbeitsklima auswirkt! – ist das Lob. Wenn ich als Anleiter möchte, dass der Schüler eine Verhaltensweise beibehält, vielleicht noch ausbaut, sollte ich ihn unbedingt dafür loben. Lob und Anerkennung können dabei viele Gesichter haben. Lächeln, Blickkontakt, ausdrückliche Anerkennung, Übertragung verantwortungsvollerer Aufgaben, die Möglichkeit für den Schüler, eine Idee, die er eingebracht hat, umzusetzen usw. – der Phantasie sind keine Grenzen gesetzt.

Ein Lob, das wirklich eine positive, beflügelnde und motivierende Wirkung hat, muss allerdings zwei Bedingungen erfüllen:

- es muss echt sein und ehrlich klingen,
- es muss konkret und begründet sein.

So nicht!

Das heißt, Lob darf nicht zur billigen Münze verkommen, die man wahllos ausstreut. Lob darf auch nicht zweifelhaftes Mittel zum Zweck werden, um Mitarbeiter auf bequeme Art zu Höchstleistungen anzuspornen. Und schließlich sollte Lob keinesfalls als verkappte Kritik daherkommen, etwa: „Das Angehörigengespräch gestern haben Sie ja ganz gut gedeichselt, wenn Sie so auch Ihre übrige Arbeit machen würden …"

Eine Bestärkung ist übrigens auch, wenn irgendwelche Negativ-Maßnahmen, die „zur Strafe" verhängt wurden, wieder aufgehoben werden. Der Schüler etwa, der, nachdem er einen schwerwiegenderen Fehler gemacht hatte, in seiner Arbeit genauer beobachtet wurde, freut sich, wenn ihm zum ersten Mal wieder die selbstständige Erledigung einer Aufgabe übertragen wird. Umgekehrt kann es als „Strafe" empfunden werden, wenn positive Konsequenzen ausbleiben (s. Bsp. 1). Bei sensibleren Schülern genügt es oft bereits, wenn man bestimmte, noch nicht so perfekte Abläufe „mit Schweigen übergeht".

P *Anregung: Stellt man sich eine „normale" Anleitungssituation vor, die ja immer auf die Fähigkeiten des Schülers zugeschnitten sein sollte, so müssten die Wahrscheinlichkeiten für Lob und Tadel etwa gleich hoch sein. Führen Sie einmal im Geiste oder mithilfe einer Tabelle Buch über die Häufigkeit, mit der Sie in der Anleitungssituation loben/tadeln.*

Tab. 3.3 Häufigkeit von Lob und Tadel

Tag	Anlass	Lob (Art)	Tadel (Art)
•	•	•	•
•	•	•	•
•	•	•	•
•	•	•	•

3.5.2 „Das sollten Sie das nächste Mal anders machen!" – Tadel, negative Kritik

Wie schon deutlich wurde, kommen wir mit Loben allein in der Anleitungssituation, in der ja zwangsläufig noch vieles falsch oder doch zumindest noch nicht optimal gemacht wird – und auch falsch gemacht werden darf! –, nicht zurecht. Der Anleiter wird sich immer wieder veranlasst sehen, den Schüler zu korrigieren und ihn auf Fehler oder bessere Strategien hinzuweisen.

B *Beispiel 1:„Mir war ja selbst klar, dass ich was falsch gemacht habe. Aber dass ich so vor der Patientin angeschnauzt wurde, als wäre ich eine Idiotin, das hat mich wütend und traurig zugleich gemacht. Ich hab' mich total hilflos und ausgeliefert gefühlt. Für mich war meine Anleiterin damit erledigt." (Eine Krankenpflegeschülerin)*

Schlecht:
- Tadel vor dem Patienten,
- emotionaler, unsachlicher Ton des Tadels,
- Schüler kann sich nicht äußern, fühlt sich pauschal abgewertet.

B *Beispiel 2: „Bei meiner ersten selbstständig durchgeführten Ganzwaschung, bei der meine Anleiterin zuschauen wollte, ist mir gleich ein grober Schnitzer unterlaufen. Ich hatte die Bewohnerin nicht sicher gelagert, sodass sie wegzurutschen drohte. Sie ist etwas verwirrt und hat sowieso immer Angst zu fallen und schimpfte auch gleich los, obwohl noch gar nichts passiert war. Ich erschrak fürchterlich, in der ersten Schreckesekunde wusste ich überhaupt nicht, wo ich zuerst zufassen sollte. Prima war meine Anleiterin. Sie zeigte mir, wie ich Frau B. stützen sollte und beruhigte Frau B. zugleich, sie bräuchte keine Angst zu haben, ich hätte die Sache voll im Griff. Und das stimmte dann auch, alles andere ging glatt. Nachher draußen hat sie mich dann noch mal auf den Patzer angesprochen und ich konnte auch bei anderen Sachen fragen, was ich besser machen kann." (Eine Altenpflegeschülerin)*

Gut:
- Konkrete korrigierende Hilfestellung,
- Nachgespräch unter vier Augen,
- sachliche, sowohl für den Betreuten als auch für den Schüler beruhigende Form des Eingreifens.

Kritik eröffnet Möglichkeiten

Möchte ich, dass ein Schüler eine Verhaltensweise oder einen Arbeitsgang ändert, so werde ich ihm dies sagen – und zwar möglichst präzise – und dann versuchen, gemeinsam mit ihm zu erarbeiten, wie er es besser machen kann. Ich biete ihm neben meiner Kritik also zugleich meine Kooperation und die Möglichkeit zu eigenständiger Reflexion und Verhaltenskorrektur an.

Der Ton macht die Musik

„Aus Fehlern lernen wir", wenn auch nicht besonders gern, denn keiner lässt sich gern seine Fehler vorhalten.

Z *„Man sollte dem anderen die Wahrheit wie einen Mantel hinhalten, dass er hineinschlüpfen kann, und sie ihm nicht wie einen nassen Lappen um die Ohren schlagen." (Max Frisch)*

Stärker noch als beim Lob ist beim Tadel die Form dafür entscheidend, ob ich als Anleiter mein Ziel erreiche, ob ich Verhalten korrigieren kann. Im Gegensatz zur landläufigen Meinung hat Tadel oder negative Kritik nichts mit Wut oder Ärger beim Tadelnden oder beim Getadelten zu tun. Dass solche negativen Gefühle mit Tadel verbunden werden liegt häufig an der aggressiven oder verletzenden Form, in der er vorgetragen wird – oder an der Überempfindlichkeit des Empfängers (s. „Kommunikationspannen", S. 36).

Gefühls- und Sachebene trennen

Nun sind Anleiter auch nur Menschen, und wenn ein Schüler trotz aller Korrekturen immer wieder dieselben Fehler macht, ärgern wir uns einfach. Wichtig ist hier wieder in erster Linie, Emotion und Kritik bzw. negative Rückmeldung nicht zu vermischen!

Ich- statt Du-Botschaften

Ich kann zwar sagen: „Es macht mich wütend, dass Sie diesen Fehler immer noch machen." Doch ich sollte mich hüten, zu sagen: „Menschenskind, haben Sie denn immer noch nicht kapiert, wie's geht? Sie können wohl überhaupt nichts richtig machen!"

P *Anregung: Beobachten Sie sich einmal selbst und achten Sie darauf, wie oft Sie beim Tadeln Gefühl und Sachkritik miteinander vermischen. Versuchen Sie bewusst, beides getrennt auszudrücken, im Tadeln immer sachlicher zu werden.*

Körpersprache

An dieser Stelle kommt außerdem in besonderem Maße die Körpersprache ins Spiel. Erfahrungsgemäß fallen negative Rückmeldungen, die im Stehen, möglicherweise noch frontal, geäußert werden, schroffer aus. Die Körpersprache wird in dieser Haltung massiver, man gestikuliert mehr, die Formulierungen kommen emotionaler heraus. Oft kann daher eine negative Rückmeldung schon dadurch sachlicher und für den Kritisierten annehmbarer gestaltet werden, dass sie im Sitzen erfolgt. Damit negative Kritik für den angestrebten Lernprozess fruchtbar ist, sollte der Kritisierende sich grundsätzlich vor Pauschalisierungen hüten und nicht über das Ziel hinausschießen. Außerdem darf Kritik nie persönlich werden, das bringt sachlich nichts und gefährdet nur die Beziehung.

Spiegeln statt werten

Zwei Dinge helfen dabei, Kritik für das Gegenüber gut annehmbar zu machen:
1. Wichtig ist, den Schüler zuerst immer auch selbst zu fragen, wie er die Situation wahrgenommen hat und was aus seiner Sicht zu verändern und besser zu machen ist.
2. Grundsätzlich ist es hilfreich, Wertungen zu meiden und stattdessen einfach sachlich die eigenen Beobachtungen wiederzugeben. Also nicht: „Das war schlecht oder falsch", sondern: „Die Patientin hatte, so weit ich es sehen konnte, keinen Halt im Rücken" o. ä. Auf diese Weise wird dem Schüler sein Verhalten gespiegelt, ohne es zu werten.

Eine gute Rückmeldung entmündigt den Schüler nicht oder nimmt ihm das Denken ab. Vielmehr lädt sie zum gemeinsamen Nachdenken über die Situation ein und regt zu eigenständiger Lösungsfindung an, die dann umso sicherer in das weitere Handeln einfließen wird. Das heißt freilich nicht, sich als Anleiter um klare Aussagen zu drücken, wenn ein Lernender wenig Einsicht oder eine realitätsferne Einschätzung zeigt.

Kritikfähigkeit ist lernbar

Gerade im Umgang mit Tadel wird der Beziehungscharakter des Geschehens besonders deutlich. Immerhin wird hier nicht nur vom Kritisierenden, sondern in besonderem Maße auch vom Gegenüber einige Reife verlangt. Die meisten Menschen tun sich schwer

damit, Tadel anzunehmen, meist überlagert die Gefühlsebene auch beim Empfänger die Ebene sachlicher Kompetenz. Wie oft reagieren wir allzu rasch verletzt, verärgert oder beleidigt, selbst da, wo wir ganz sachlich vorgetragener Kritik begegnen. Wir weigern uns, die Kritik zu nutzen, wir weisen sie zurück, indem wir uns verteidigen, „zurückschlagen" oder tagelang über die uns widerfahrene Kränkung nachgrübeln.

Beziehungsebene muss stimmen

Hier zeigt sich, ob die Beziehung zwischen dem Kritiker und dem Kritisierten stimmt, d.h., der Kritisierte muss sich trotzdem weiterhin ernst genommen und wertgeschätzt fühlen können und der Kritisierende sollte dies auch in seiner Kritik zum Ausdruck bringen. Umgekehrt scheuen wir oft davor zurück, Kritik zu äußern, um die Beziehung zum anderen nicht zu gefährden bzw. wir versuchen, als Kritisierende die Beziehung noch einzurenken („Seien Sie mir nicht böse, aber …"). (S. auch Kap. 9 „Beurteilung"). Es gilt also nicht nur, die sachlichen und emotionalen Anteile zu trennen.

Vielmehr geht es darum, auch bei Kritik die Beziehung in wertschätzender Weise aufrechtzuerhalten, ohne sich in der Sache beirren zu lassen.

Kritikfähigkeit gehört zur Autorität

Dem Anleiter bleibt gegenüber einem schnell beleidigten Schüler oft nur der Weg, als Vorbild zu wirken und selbst ein Beispiel für Offenheit und Kritikfähigkeit zu geben (vgl. 5.5, S. 64 f). Kritikfähig sein heißt, begründeten Tadel sachlich annehmen können. („Stimmt, da habe ich einen Fehler gemacht. Gut, dass Sie mich darauf hingewiesen haben. Ich werde den Fehler korrigieren, bzw. ich werde in Zukunft darauf achten.") Kritik ist Information – das sollten Sender und Empfänger berücksichtigen. Eine solche Kritikfähigkeit lässt sich erarbeiten und einüben, auch wenn man dabei manchmal „über den eigenen Schatten springen" muss. Auf jeden Fall ist sie ein wesentlicher Bestandteil echter Autorität (vgl. 2.5, S. 21 f).

3.5.3 ⋮ Rückmeldungs-Knigge

Nach dem Gesagten ergeben sich die folgenden Gesichtspunkte für eine konstruktive Rückmeldung, d.h. eine Rückmeldung, aus der der Schüler etwas lernen kann und die ihn fachlich weiterbringt, ohne ihn zu demotivieren.

Konstruktive Rückmeldung ist
- **zeitnah.** Sie erfolgt möglichst unmittelbar nach der entsprechenden Situation, nicht etwa Tage später oder gar erst beim Auswertungsgespräch am Ende der Praxisphase.
- **direkt.** Nicht um den heißen Brei herumreden!
- **grundsätzlich sachlich.** Sie ist immer auf das Verhalten des anderen bezogen, nie auf seine Person.
- **konkret.** Sie ist an einer konkreten Verhaltensweise festgemacht und nie allgemein formuliert. (Der Satz, „Du machst immer alles falsch", ist keine Rückmeldung!)
- **begründet, konstruktiv und informativ.** Sie kritisiert nie einfach nur fehlerhaftes Verhalten, sondern zeigt Zusammenhänge auf und eröffnet den Raum für neue Sichtweisen.
- **höflich und nie verletzend oder abwertend.**
- ein Vier-Augen-Gespräch und erfolgt **nicht vor versammelter Mannschaft, vor dem Team oder vor Betreuten.**
- **integrierend und reflektierend.** Sie bezieht den anderen ein, fragt ihn nach seinem Eindruck und eigenen Verbesserungsvorschlägen, motiviert zum Gespräch und Mitdenken.
- **nicht auf das Negative fixiert, sondern betont jeweils auch die richtigen Verhaltensanteile.** Das erleichtert dem anderen das Lernen: „Das läuft schon ganz gut, das kann noch besser werden."
- **möglichst oft positiv.** Lob bewirkt mehr als Tadel.

Wir sollten so Rückmeldung geben, wie wir uns selbst Rückmeldung wünschen würden. Lob und Tadel, positive und negative Rückmeldung sollten sich nach Möglichkeit wenigstens annähernd die Waage halten.

3.5.4 ┊ Was tun, wenn...?

„Sonderreaktionen" des Schülers können den Anleiter bei allem Bemühen um die oben genannten Gesichtspunkte in seiner Rückmeldung aus der Fassung bringen und dazu veranlassen, dass er sein Feedback nicht so formuliert, wie er es ursprünglich dem Rückmeldungs-Knigge gemäß wollte.

Solche Reaktionen können sein:
- **Der Schüler weint.** Hier ist es wichtig, sich nicht aus der Erwachsenenrolle in die des tröstenden Elternteils drängen zu lassen (s. 2.6.1, S. 23; 3.3.1,

S. 33). Ein freundliches Eingehen auf die emotionale Betroffenheit des Schülers („Ich sehe, dass Sie sehr getroffen sind") ist möglich, der Anleiter sollte sonst jedoch auf der Sachebene bleiben. Hilfreich ist das Lenken des Gesprächs auf Eigenbeteiligung des Schülers. „Nun lassen Sie uns überlegen, wie es künftig besser laufen könnte. Haben Sie Ideen?"

- **Der Schüler schweigt.** Ein Gegenüber, das das Gespräch verweigert, nicht „sendet" und damit auch nichts über seinen „Empfang" verrät, ist höchst irritierend. Häufig verfällt man als Anleiter dem schweigenden Schüler gegenüber in einen besonders breiten Redefluss – versucht zu argumentieren, ihn zu überzeugen, wirbt um Verständnis. Damit fällt der Anleiter aber ebenfalls „aus der Rolle", er wird sozusagen zum Alleinunterhalter. Deshalb ist auch in dieser Situation ein Festhalten am Rückmeldungs-Knigge angezeigt. Der Anleiter sagt, was er sagen möchte, fragt den Schüler nach seiner Sicht, empfängt seine „Nicht-Botschaft" und reagiert sachlich-wertschätzend darauf. „Ich sehe, dass Sie nichts dazu sagen möchten. Vielleicht sind Sie verärgert oder anderer Meinung?" Wenn keine Reaktion erfolgt, ist es legitim abzubrechen. „Schade, dass wir nicht ins Gespräch gekommen sind, aber vielleicht können wir zu einem anderen Zeitpunkt noch einmal darüber sprechen."

- **Der Schüler reagiert aggressiv.** Dies ist eigentlich fast die einfachste Gesprächsaufgabe für den Anleiter. Entscheidend ist, sich nicht seinerseits zu ärgern und in Gegenaggression drängen zu lassen, den anderen aber auch durch ein Wahrnehmen seiner emotionalen Verfassung wertzuschätzen. „Ich merke, dass Sie das ärgert. Das ist verständlich."

- **Der Schüler ist gleichgültig.** Diese Haltung ist für engagierte Anleiter wohl mit am schwersten auszuhalten. Und genau das ist in diesem Fall die Aufgabe des Anleiters als Gesprächspartner. Es sei an Carl Rogers' Satz erinnert, dass sich Menschen am ehesten ändern, wenn man sie so annimmt, wie sie sind. Weder Schimpfen noch Flehen wird den Schüler in diesem Fall zu einer Verhaltensänderung bewegen – beides aber würde den Anleiter aus der Rolle fallen lassen und zudem viel (unnötige) Kraft kosten. Deshalb: Zurück zum Rückmeldungs-Knigge und zur Klarheit in der Kommunikation. Erläutern Sie auch dem gelangweiltesten Schüler freundlich, ruhig und sachlich, was Sie ihm rückmelden wollen. Teilen Sie ihm Ihre Wahrnehmung mit: „Ich habe das Gefühl, Ihnen ist das, was ich sage, nicht so wichtig, aber mir liegt daran, Sie zu informieren." – und belassen Sie es dabei.

- Und noch ein wichtiges Element: das rechtzeitige Beenden des Rückmeldungsgesprächs. Endloses Diskutieren bringt nicht mehr Klarheit und verleiht dem Gespräch ein viel zu hohes Gewicht.

Nicht flehen, nicht schimpfen, nicht trösten, nicht überreden oder überzeugen wollen, einfach informieren, wertschätzen und ermutigen.

P *Anregung: Überlegen Sie anhand der Kriterien für eine richtige Rückmeldung, welche Punkte Sie in Zukunft eventuell stärker berücksichtigen wollen.*

3.5.5 : Rückmeldung von anderen : Beteiligten

Team

Eine wichtige Rolle im Lernprozess kommt den anderen Mitarbeitern und den Betreuten zu. Lob oder Tadel von Kollegen beeinflussen den Schüler ebenso wie die Rückmeldung seines Anleiters. Wichtig ist deshalb, dass im Blick auf betreuerische und pflegerische Maßnahmen vom gesamten Team ein einheitliches Konzept vertreten wird (s. „Standards", 8.8,

S. 94 f). Der Schüler kann sonst verunsichert werden, wenn ihn z. B. ein Mitarbeiter für ein Verhalten tadelt, das der Anleiter ihm so gezeigt hat.

Betreute

Fast noch stärker als durch die Reaktionen der Kollegen wird das Verhalten des Betreuenden aber sicherlich durch die Reaktionen der Betreuten bestimmt. Gerade den in seinem Handeln noch nicht so routinierten Schüler freut die Zuwendung und Dankbarkeit der Betreuten doppelt. Dem Anleiter fällt in dieser Situation die Aufgabe zu, darauf zu achten, dass nicht eine allzu enge „verschworene Gemeinschaft" zwischen Schüler und Betreutem entsteht („Ach bin ich froh, dass Sie heute Dienst haben. Nur Sie machen das so, wie ich es möchte.") Das bringt Unfrieden und entfremdet den Schüler dem Team.

Manche Schüler brauchen auch eine gewisse Hilfestellung, damit sie sich nicht von den Wünschen und Forderungen der Betreuten „auffressen" lassen. Hier ist es am Anleiter, den Schüler die Balance von Nähe und Distanz erleben und erspüren zu lassen, die lebensnotwendig ist, um einen sozialpflegerischen Beruf ausüben zu können (vgl. 2.7, S. 25 ff; 3.3, S. 33 ff).

3.6 : „Hör mir bitte zu" – : Gespräche in emotional belastenden Situationen

Aspekte des Gesprächs

Einige Aspekte, die im Grunde in jeder Gesprächssituation eine Rolle spielen, werden in Problemgesprächen doppelt wichtig:
- Zum Gespräch gehört auch das, was wir ohne Worte sagen.
- Gespräch braucht Partner, kein Von-oben-herab-Reden.
- Gespräch braucht Zeit und Raum.
- Gespräch braucht echte Zuwendung, die sich schon in Körperhaltung und Mimik ausdrückt.
- Gespräch heißt, wirklich zuhören, mit Geduld und Interesse.

B *Ein Negativ-Beispiel: „Mein neuer Anleiter hatte sich meinen Praxisbogen angesehen, und da stand auch Begleitung eines Sterbenden als Aufgabe. Als eine alte Frau im Sterben lag, sagte er, ich sollte bei der Frau bleiben. Ich kannte die Frau so gut*

wie gar nicht. Es war eine echte Horror-Erfahrung für mich, zumal auch hinterher keiner mit mir darüber redete. Seither habe ich immer Panik, wenn jemand stirbt, dass ich zu ihm ins Zimmer muss."
(Eine Altenpflegeschülerin)

Belastende Erlebnisse – ohne Begleitung eine Gefahr

In der Arbeit mit kranken, alten oder behinderten Menschen wird der Schüler zwangsläufig immer wieder mit psychisch extrem belastenden Situationen konfrontiert, die ein Mensch eigentlich gar nicht alleine verarbeiten kann. Wird in diesen Situationen keine Hilfestellung und Begleitung angeboten, so besteht die große Gefahr, dass der Schüler entweder psychisch und physisch unter der Belastung zusammenbricht, krank wird, möglicherweise die Ausbildung abbricht – oder dass er versucht, sich gegen die

Belastung zu schützen, und zwar auf eine für ihn und seine Beziehungsfähigkeit negative Weise.

Abstumpfung aus Ratlosigkeit

Solche „negativen Bewältigungsstrategien", die aus der eigenen Hilflosigkeit und Verlassenheit erwachsen und bei erfahrenen Kräften und Anleitern ebenso vorhanden sein können wie bei Neulingen, sind:

- Verdrängung: Das Erlebte wird einfach „zugedeckt" und totgeschwiegen.
- Rationalisierung: Der Pflegende/Betreuer geht in einer extrem sachlichen, distanzierten Weise mit dem Leiden der Betreuten um. Der Schwerkranke wird zum „Pflegefall", der Sterbende zur Nummer. Die Sprache ist dabei von Fachjargon geprägt („Der Dekubitus in Zimmer 8").
- Bagatellisierung: Der Pflegende/Betreuer reagiert „abgebrüht", betrachtet Belastungssituationen als alltäglich und ist stolz darauf, sich dadurch nicht aus der Ruhe bringen zu lassen.
- Dehumanisierung: Der Pflegende/Betreuer betrachtet Belastungssituationen als „lästige Störung" und reagiert ärgerlich auf sie.

Hat ein Anleiter sich einen solchen Schutzpanzer zugelegt, wird an ihm zwangsläufig auch ein Gutteil der Nöte des Schülers abprallen.

Die Entstehung negativer Schutzmechanismen hat sehr viel mit der beruflichen Sozialisation des einzelnen zu tun, d.h. mit dem, was er im Laufe seiner Berufstätigkeit erlebt hat und was ihn geprägt hat: Welcher Grundhaltung begegnete er bei seinen Anleitern, welche positiven Bewältigungsstrategien wurden ihm vermittelt? Wurde er in schwierigen Situationen alleingelassen oder aufgefangen (vgl. die Ausführungen zur Vorbildfunktion des Anleiters in 5.5, S. 64 f)? Gerade im Fall schwerer psychischer Belastung ist der Anleiter ein besonders wichtiger Ansprechpartner.

3.6.1 : Die wichtigste Gesprächstechnik: Zuhören

Sich aussprechen dürfen

Nach einer belastenden Erfahrung kann es bereits eine ungeheure Entlastung sein, sich nur aussprechen zu dürfen, vorbehaltlos sagen zu dürfen, was man empfindet. Es bedarf dazu nicht viel mehr als eines offenen, zugewandten Zuhörers, in unserem Fall des Anleiters, der dem Schüler signalisiert, dass

er Zeit für ihn hat und dass dieser alles sagen darf, was er möchte, ohne Angst, vom Anleiter verurteilt oder zurechtgewiesen zu werden.

Z *„Wenn ich dich bitte, mir zuzuhören, und du fängst an, mir Ratschläge zu geben, dann hast du nicht getan, was ich von dir wollte.*
Wenn ich dich bitte, mir zuzuhören, und du beginnst, mir zu sagen, warum ich nicht so fühlen sollte, dann trittst du meine Gefühle mit Füßen. Wenn du aber einfach akzeptierst, dass ich so fühle, egal wie unverständlich es dir in deiner Situation ist, dann kann ich aufhören mit dem Versuch, dich zu überzeugen und kann daran gehen, zu verstehen, was hinter meinem Gefühl steht und mich damit auseinandersetzen."
(Ray Houghton)

3.6.2 : Das einfühlende Gespräch

Einfühlsame Begleitung

Das Gespräch in belastenden Situationen verlangt aber noch mehr als einen guten Zuhörer (C. Rogers). Wenn ich einen Menschen einfühlend begleiten möchte, sollte ich

- aufmerksam für seine verborgenen Hilferufe sein,
- vor allem auf die Gefühle eingehen, die er ausdrückt, und sie zulassen,
- Gesprächspausen aushalten, ohne sie gleich überbrücken zu müssen,
- in meinen eigenen Gefühlen echt sein, je nachdem auch zu meiner eigenen Hilflosigkeit stehen,
- den andern das Gespräch bestimmen lassen und auf seine Bedürfnisse reagieren,
- ihm keine Patentlösungen oder Ratschläge zumuten,
- dem anderen auch ohne Worte, durch Lächeln einen Blick, eine Berührung, meine Zuwendung zeigen.

„Gesprächskiller"

Die sieben Todsünden beim einfühlsamen Gespräch:
- Über die Gefühle des Gesprächspartners wegreden.
- Ihm ins Wort fallen, ihm das Wort aus dem Mund nehmen
- Ratschläge erteilen.
- Gleich eigene Erfahrungen zitieren: „…so ging's mir auch bei meinem ersten sterbenden Heimbewohner…".
- Gemeinplätze: „So ist halt das Leben".
- Herunterspielen der Gefühle des anderen: „Nun stellen Sie sich mal nicht so an, es war ja nicht Ihre Mutter, die gestorben ist".

- Zusammenreiß-Appelle: „Nun lassen Sie sich mal nicht so hängen. So was muss man in dem Beruf wegstecken können."

Wer als Anleiter die oben genannten Gesichtspunkte in schwierigen Gesprächen mit dem Schüler beherzigt und sich darin übt, die „Todsünden" immer mehr zu meiden, wird dem Schüler ein echter Begleiter sein können und ihn damit gleichzeitig in seiner Sozialkompetenz optimal fördern.

Es ist schwierig, etwas so Komplexes wie ein einfühlendes Gespräch in verallgemeinerter Form darzustellen. Dennoch soll es hier versucht werden, und zwar ganz bewusst anhand eines konkreten Falles, der deutlich macht, dass es dabei keineswegs nur um etwas so Schwerwiegendes wie den Beistand nach einer Sterbebegleitung gehen muss. Ein einfühlendes Gespräch ist immer dann angezeigt, wenn dem Schüler etwas in seiner Arbeit schwer zu schaffen macht.

Protokoll eines einfühlenden Gesprächs

Bernd ist im ersten Ausbildungsjahr zum Heilerziehungspfleger. Er fiel bisher durch sein engagiertes, dabei selbstsicheres Verhalten auf, brachte zahlreiche Vorschläge zur Gestaltung des Gruppenalltags ein und führte schon selbstständig einen Kurzausflug mit Betreuten durch. Nur um den rein pflegerischen Umgang mit den zum Teil recht schwer behinderten Betreuten „drückt" er sich, wo es geht, was ihm von einigen älteren Mitarbeitern angekreidet wird. Ihrer Ansicht nach pickt er sich die „Rosinen" aus dem Betreuungsalltag. Seit einiger Zeit merkt Bernds Mentorin, dass er sich stärker zurücknimmt, bei Gesprächen stiller ist. Sie schiebt es auf den größeren Stress, da die erste Praxisprobe ansteht. Eines Abends spricht Bernd sie an:

B.: „Gut, dass ich dich grade erwische. Ich wollte dich schon längere Zeit was fragen."

Der Schüler deutet an, dass er die Frage schon länger mit sich herumträgt, es also wohl mehr als eine reine Informationsfrage ist.

M.: „Klar, setz' dich doch. Ist es was Wichtiges?"

Die Mentorin zeigt ihre Gesprächsbereitschaft, sie „gibt B. Zeit und Raum" (s.o.) Mit der Frage nach der Wichtigkeit war sie allerdings wohl schon zu weit vorgeprescht, wie die eher abwehrende Reaktion des Schülers zeigt.

B., setzt sich, lacht: „Na ja, so wichtig auch wieder nicht. Es geht noch mal um diese Praxisprobe am Donnerstag."

Der Schüler wertet sein Anliegen gleichsam ab und macht es an einer eingegrenzten Sachfrage fest.

M.: „Mhm. Den Ablauf hatten wir ja soweit besprochen. Ist noch was unklar?"

Auch hier könnte die Mentorin vorsichtiger sein. Immerhin enthält ihre Frage keine Festlegung rein auf die Sachebene, z.B. „ Was ist noch unklar"?

B., nach einer Pause eher zögernd: „Unklar nicht direkt."

Wieder zieht sich der Schüler zurück, schwächt seine Aussage von vornherein ab.

M.: „Aber?"

Die Mentorin spricht B.'s unausgesprochenes „Aber" aus, zwingt ihn damit – wenn auch nicht sehr sanft – zum Weiterreden. Behutsamer wäre zu sagen: „Aber da macht dir noch was Kopfzerbrechen …"

B.: „Ich wollte fragen, ob ich vielleicht für die Einheit nicht Klaus, sondern einen fitteren Betreuten nehmen kann."

Das Problem ist damit – vordergründig und als Sachproblem – auf dem Tisch.

M.: „Mhm. … Klaus braucht ziemlich viel Hilfestellung."

Die Mentorin kennt B.'s Schwierigkeiten und kann aus dieser Kenntnis heraus auf den möglichen Kern des Problems vorstoßen. Sie bohrt nicht nach („Warum willst du das?"), sie argumentiert auch nicht („Das geht leider nicht, weil …"), sondern bringt B.'s Aussage einfach auf den Punkt. Ganz wichtig – sie bietet die Hilfsbedürftigkeit von Klaus als Ursache für B.'s Ängste nur an. Sie diagnostiziert nicht: „Du traust dich nicht an Klaus heran, weil du pflegerisch unsicher bist" o.ä. Ab hier wird das Gespräch zum „einfühlenden Gespräch".

B.: „Genau. Und da stelle ich mich doch oft so tapsig an. Bei einem anderen Betreuten … Ich weiß nicht, das liegt mir einfach nicht so."

B. fühlt sich offenbar von der Mentorin verstanden und deutet nun genauer an, was ihm zu schaffen macht. Seinen Verweis auf die Sachebene, „ein anderer Betreuter", baut er gar nicht weiter aus. Er wartet gleichsam, ob die Mentorin seine Botschaft aufnimmt, ob sie ihn begleiten will.

M.: „Bei so pflegerischen Dingen fühlst du dich nicht so wohl …"

Die Mentorin versucht B.'s Gesamtgefühl zu erfassen.

B., lebhaft: „Überhaupt nicht. Das geht mir total gegen den Strich. Wenn ich die Leute anfassen muss, und dann noch mit dem richtigen Griff …"

B. fühlt sich verstanden, kann sich öffnen. Es geht nun nicht mehr um die Sachfrage vom Anfang, sondern um ein viel tieferes Problem.

M.: „Ist es vor allem der Körperkontakt, der das so schwierig für dich macht …?"

Die Mentorin versucht auszuloten, ob die Schwierigkeit im Körperkontakt liegt, oder ob da noch anderes mitschwingt.

B.: „Ja, auch. Ich komm' mir dabei komisch vor. Aber noch mehr habe ich Angst, was falsch zu machen, jemand fallen zu lassen oder so ... Ich hatte schon immer zwei linke Hände, damit haben sie mich schon als Kind aufgezogen." Er lacht wieder.

B. präzisiert. Deutlich spricht er zwei Gefühle an, eines nennt er sogar mit Namen, die Angst, jemand zu verletzen. Auch eine Ursache für seine Haltung wird ansatzweise deutlich – er hat sich schon immer ungeschickt angestellt und wurde dafür ausgelacht. B.'s Lachen und der Verweis auf seine „linken Hände" soll die Situation, die plötzlich sehr dicht und persönlich geworden ist, wohl etwas lockern.

M., lacht auch: „Da verlässt du dich lieber auf deinen Kopf und dein Mundwerk."

Die Mentorin geht auch hier auf den Rückzieher des Gesprächspartners ein, sie reagiert eher humorvoll, lässt es zu, dass das Gespräch wieder „leichter" wird.

B.: „Genau, ich glaube, da liegen meine Stärken. Da kann ich den Betreuten echt was geben."

Der Schüler fühlt sich verstanden. Er drückt ein weiteres Gefühl aus, wenn auch in versachlichter Form, „Den Betreuten etwas geben wollen".

M., nach einer Pause: „Und was sagen deine Hände dazu?"

Die Mentorin spürt, dass B. sich gefangen hat und geht wieder eher auf die Grundproblematik ein. Sie fragt allerdings nicht nach den Gefühlen, sie lässt die Hände zu ihrem Symbol werden. Trotzdem könnte schon diese Frage in vielen Fällen zu „hart" sein, müsste durch etwas Vorsichtigeres ersetzt werden, z.B. „Du magst die Betreuten wirklich."

B., verdutzt: „Was?" – „Ach so. Na ja, die würden, glaub' ich, manchmal gern mehr mitmischen ... Bei manchen Betreuten, zu denen ich einen besonderen Draht hab', z.B. Daniel, da traue ich mir schon mehr zu. Wir sind ein richtig gutes Team, er sagt mir auch, wenn ich ihn mehr stützen soll ... Bei ihm habe ich eigentlich gar nicht das Problem."

Der Schüler wird durch die merkwürdige Frage angeregt, über sich nachzudenken, Neues zu entdecken.

M.: „Dabei ist Daniel doch wirklich pflegebedürftig."

Die Mentorin unterstützt die Überlegungen B.'s, lässt ihn aber selbst seinen Weg finden.

B.: „Stimmt eigentlich ... Das ist mir gar nie so aufgefallen. Bei ihm habe ich gar nie die Angst, was falsch zu machen. Ich mag ihn einfach. Wenn ich es mir jetzt so vorstelle, wäre es, glaube ich, auch kein Problem für mich, ihn noch intensiver zu pflegen."

Der Schüler entwickelt während des Redens eine neue Sicht, ja sogar schon Ansätze für eine Lösung.

M., lächelnd: „Daniel mag dich auch, das merkt man."

Die Mentorin bestätigt B. in seiner Sichtweise.

B., lächelt: „Ja."

M.: „Mir scheint, in dir steckt mehr pflegerisches Talent, als du glaubst."

Die Mentorin versucht, B.'s neue Sicht, sein jetziges Gefühl, zusammenzufassen und ihn gleichzeitig zu ermutigen. Wichtig: sie hat die ganze Zeit keinerlei Ratschläge gegeben.

B.: „Na, ich weiß nicht. Aber vielleicht hast du recht. Ich sollte mich wohl mal mehr getrauen. Auf meine Hände hören, wie du gesagt hast ... Vielleicht auch bei Klaus und auf jeden Fall bei Daniel."

Für B. war die Deutung der Mentorin, er habe pflegerische Begabung, zu sehr „übergestülpt". Er formuliert aber ganz deutlich seine eigene Lösung.

M.: „Das hast jetzt du gesagt. Aber es wäre sicher eine Idee."

Die Mentorin macht ganz klar deutlich, dass B. selbst es war, der die Lösung gefunden hat.

In diesem Beispiel ging die Mentorin keineswegs auf alle mitschwingenden Gefühle und Belastungen B.'s gleich intensiv ein, z.B. wurde die Problematik mit dem Körperkontakt gar nicht weiter entfaltet. Trotzdem konnte der Gesprächspartner sich begleitet und ernstgenommen fühlen und lernte eine anfänglich belastende Situation neu sehen.

Elemente des einfühlenden Gesprächsstils sind im Übrigen in allen Formen des Gesprächs, z.B. beim Feedback oder bei Konflikten hilfreich für ein gutes, „erwachsenes" Gesprächsklima (vgl. 2.6.3, S. 24 f).

3.7 Wenn es einmal „hakt" – Konflikte in der Anleiter-Schüler-Beziehung

Konflikte machen Angst

Bei allem Bemühen um eine intakte Anleiter-Schüler-Beziehung und eine gut funktionierende Kommunikation werden sich Anleiter und Schüler nicht immer einig sein. Konflikte sind etwas Unausweichliches im zwischenmenschlichen Geschehen, ja sie sind notwendig für die Weiterentwicklung einer Beziehung und der Beziehungspartner. Permanente Einigkeit zwischen verschiedenen eigenständigen Persönlichkeiten wäre nicht nur zwangsläufig eine Illusion – sie wäre auch höchst langweilig.

Zum Problem werden Konflikte häufig erst durch unsere Angst vor ihnen. Weil Konflikte das Idealbild der Harmonie zwischen Anleiter und Schüler stören, werden sie häufig erst einmal verdeckt. Scheinlösungen, die viel Kraft kosten, werden vorgeschoben:

- **Anpassung, Unterdrückung.** Wir nehmen uns verstärkt zurück, um dem anderen keinen Grund zum Konflikt zu geben, bauen eine Fassade auf, hinter der wir uns jedoch letztlich nicht wohlfühlen und hinter der die eigentlichen, unterdrückten Gefühle brodeln.
- **„Einseitige" Lösung.** Wir lösen den Konflikt einseitig, indem wir ihn auf den anderen abwälzen – er ist an allem schuld und soll dies und das tun. Das schränkt ihn natürlich in seinen Reaktionsmöglichkeiten stark ein und wird nicht zum Abbau der Spannung beitragen.
- **Totschweigen.** Wir schweigen die konflikthaften Themen tot – was lediglich zu einem Zutagetreten der Spannung bei anderen Gelegenheiten führt – z. B. durch Tadeln des „aufmüpfigen Schülers" bei jeder Gelegenheit.
- **Abwerten.** Wir nehmen den anderen nicht ernst („Er ist ja noch so jung"). Das wird diesen entweder in die Rebellion oder in den resignierten Rückzug treiben.
- **Scheinharmonie.** Wir reden Harmonie herbei – „Im Grunde wollen wir ja dasselbe". Der Konflikt wird dann nach einiger Zeit erneut aufbrechen.
- **Verschiebung.** Wir projizieren den Konflikt nach außen – die Sachzwänge, etwa durch die Ausbildungsrichtlinien, sind schuld. Das wird die Atmosphäre nur vorübergehend entspannen.

Die genannten unproduktiven Mechanismen machen deutlich, dass ungelöste Konflikte Kräfte binden, das Anleitungsgeschehen als Unklarheit belasten und letztlich immer wieder störend aufbrechen werden. Es bleibt also nur die Flucht nach vorn: Der Konflikt muss bearbeitet, günstigenfalls gelöst werden.

3.7.1 ⋮ Klärung der Spannungsursache – ein erster Schritt zur Lösung

Im Konflikt prallen unterschiedliche Positionen aufeinander. Oft werden diese Positionen gar nicht oder nur andeutungsweise ausgesprochen und sofort emotional unterlegt. Ein erster Schritt der Konflikt-

arbeit besteht demzufolge darin, Klarheit zu schaffen, das heißt, den Konflikt als solchen zu benennen und die unterschiedlichen Positionen deutlich zu machen.

Die positive Bewältigung des Konflikts wird häufig dadurch schwierig, dass sich verschiedene Konfliktursachen mischen, die je gesondert erkannt und auch bearbeitet werden müssen. Zu klären ist:

- Liegt die Ursache der Spannung auf der Ebene der Beziehung? (**Beziehungskonflikt**)
- Liegen unterschiedliche Interessen oder Zielvorstellungen im Hinblick auf Sachinhalte vor? (**Inhaltskonflikt**).

Wichtig ist, sich klarzumachen, dass emotional aufgeladene Konfliktanteile nicht mit rationalen Mitteln gelöst werden können – hier kommen wir um ein Ansprechen der Gefühle nicht herum. Erst dann können auch die sachlichen Probleme angegangen werden. (s. auch 3.4.3, S. 36 f)

Die Auseinandersetzung mit dem emotionalen Aspekt des Konflikts wird nicht zuletzt deshalb als bedrohlich empfunden, weil sie ein hohes Maß an Selbstoffenbarung bei gleichzeitiger Sachlichkeit und Wertschätzung der Person des Konfliktpartners verlangt. Hier sind die soziale und personale Kompetenz des Anleiters in seiner Vorbildfunktion (vgl. 5.5, S. 64 f) besonders gefordert. Gelingt es, die eigenen Gefühle offen auszusprechen und zugleich die emotionale Betroffenheit des anderen wertfrei wahrzunehmen, so ist eine wichtige Vorbedingung für eine gute Konfliktbearbeitung gegeben. Die Lösung des Konflikts wird ja gerade dadurch erschwert, dass beide Konfliktpartner auf ihrem Standpunkt beharren und die Position und Beweggründe des anderen um keinen Preis wahrnehmen wollen.

Entlastung für diesen inneren Druck schafft ein – nicht vom anderen unterbrochenes – Darlegen der eigenen Wahrnehmung. Hilfreich kann es auch sein, in der Rolle eines wirklich aktiven, wertschätzenden Zuhörers einmal die Position des anderen zum Ausdruck zu bringen. Ein wichtiges Mittel zur Verständigung im Konfliktfall ist dabei auch, so banal es klingt, die ernst gemeinte Frage. Wer sich genügend Zeit nimmt, zuzuhören und sich selbst zu öffnen, hilft mit, die Verhärtungen des Konflikts zu mildern. Es geht dann nicht mehr nur noch darum, Recht zu behalten, ein Zusammenfinden im Kompromiss wird vorstellbar.

Um tatsächlich kompromissfähig zu werden, müssen beide Konfliktpartner jedoch zuerst einmal einen freien Kopf haben und kreativ werden. Eingefahrene Schemata befriedigen hier nicht. Im wechselseitigen Austausch müssen neue Denkpfade eingeschlagen werden (Brainstorming). Erst wenn eine ganz eigene, für diese Situation, dieses Problem von beiden als passend empfundene Lösung formuliert wurde, kann sie angenommen werden. In diesem Prozess sind Rückfälle häufig. Sie stellen sich immer dann ein, wenn die gegenseitige Wahrnehmung nicht gründlich genug war oder das Verfahren zu sehr beschleunigt wurde. Denkpausen helfen, dies zu vermeiden.

Trotz guter Kommunikationstechniken wird es immer Konflikte geben, die sich nicht lösen lassen. Dennoch sollten sie angesprochen und offen in den Raum gestellt werden. „Dieser Konflikt besteht. Er sieht so und so aus. Er ist im Augenblick nicht lösbar. Wir wissen alle darum, vereinbaren aber gemeinsam miteinander, ihn vorläufig ruhen zu lassen." Damit ist der Weg offen für ein weiteres Bearbeiten des Konflikts in der Zukunft, aber zugleich Raum geschaffen für ein weiteres Zusammenarbeiten im Jetzt.

3.7.2 ⋮ Das Konfliktgespräch

Die Schritte zur Konfliktbewältigung sind skizziert. Das folgende Beispiel eines Konfliktgesprächs zeigt, wie das Ganze konkret aussehen könnte.

Stellen wir uns folgende Situation vor: Der Schüler Klaus hat sich mehrfach geweigert, mit Kollegen den Dienst zu tauschen. Es herrscht Unmut im Team und bei der Anleiterin. Die Anleiterin wird gebeten, Klaus erst einmal unter vier Augen auf sein Verhalten anzusprechen.

1. **Anmeldung der Störung.** A.: „Klaus, ich hätte dich gern mal einen Augenblick gesprochen. Komm, lass uns schnell hier reingehen, da sind wir ungestörter. – Also, kurz gesagt, wir, die anderen und ich genauso, haben Schwierigkeiten damit, dass du dich beim Diensttauschen immer drückst." K.: „So sehe ich das aber gar nicht."

2. **Herausarbeiten der Standpunkte beider Partner.** A.: „Also ich empfinde das schon so. Du weißt, in unserem Beruf ist man extrem auf ein Zusammenhelfen angewiesen." K.: „Ich habe eher das Gefühl, als Schüler wird von mir verlangt, immer ja zu sagen. Ich hab' aber Familie und kann nicht einfach ständig alle Pläne umschmeißen." A.: „Das verstehe ich. Du kommst dir also ausgenutzt vor. Und du stehst praktisch zwischen zwei Fronten, Team und Familie."

3. **Herausarbeiten der Bedürfnisse beider Partner.** K.: „Genau. Und das letzte Mal, als ich meine Frau wegen des Dienstes versetzt habe, in meiner vorigen Arbeitsstelle war das nämlich dauernd, da hat es solchen Zoff gegeben, das will ich nicht

noch mal riskieren." A.: „Kann ich verstehen. Aber kannst du dir vielleicht auch umgekehrt vorstellen, wie die Mitarbeiter auf dein Verhalten reagieren? Denen geht's ja ähnlich wie deiner Frau." K.: „Ja, schon, das ist mir schon klar. Es tut mir ja auch leid, aber ich weiß einfach nicht…" Falls das Einstellen auf die Bedürfnisse des anderen nicht so rasch gelingt, kann es, wie oben angedeutet, hilfreich sein, einfach „die Rollen zu tauschen" und die Bedürfnisse und Gefühle des anderen zum Ausdruck zu bringen.

4. **Umformulierung der Bedürfnisse in Wünsche.** A.: „Also lass uns das jetzt einfach mal kurz klarkriegen. Du wünscht dir, deine Familie nicht zu enttäuschen." K.: „Ja." A.: „Und wir wünschen uns, dass du manchmal einspringst. Was kann man da machen?"

5. **Ideensammlung.** K.: „Vielleicht, wenn wir eine ungefähre Reihenfolge festlegen würden – ich meine, dass eben wirklich jeder mal drankommt." A.: „Wäre denkbar, klappt aber sicher nicht immer. Ein anderer Vorschlag wäre, dass wir irgendwelche Vergünstigungen einführen, so 'ne Art Freizeitausgleich…"

6. **Einigung auf die beste Lösung.** K.: „Ich wär' schon zufrieden, wenn feststeht, dass die Einspringerei nicht zur Regel wird, wie bei meinem letzten Job." A.: „Gut. Dann würde ich vorschlagen, dass wir das mal gemeinsam im Team besprechen." K.: „Gut."

> **L** *Analysieren Sie das obige Beispiel im Hinblick auf den Kommunikationsstil der Anleiterin (s. 2.6, S. 22 ff) und „einfühlende" Gesprächselemente (3.6, S. 42 ff)*

3.7.3 ⋮ Gesprächsfallen

An einigen Stellen kann das Konfliktgespräch festfahren oder eskalieren. Auch dem kann begegnet werden:

Pausen. Wenn das Gespräch zu emotional wird, keiner dem anderen mehr zuhört, ein Teilnehmer zum Beispiel in die Defensive gedrängt wird, sollte eine kurze Schweige-Pause von einigen Minuten „verordnet" werden, bei der jeder kurz darüber nachdenkt, wie er sich gerade fühlt, wie es wohl dem anderen geht, worüber eigentlich geredet wurde.

Wünsche statt Vorwürfe. Vorwürfe sollten nicht in Gegenvorwürfe münden. Wichtig kann sein, zum Formulieren von Wünschen zu ermuntern: „Sag mal, was du willst."

Ein ganz wesentliches Instrument bei der Bewältigung schwieriger Situationen in der Kommunikation ist die sogenannte **Metakommunikation**, das Reden darüber, wie wir gerade miteinander reden. Z. B. „Ich merke, dass ich Ihnen gerade gar nicht mehr richtig zuhöre" oder „Wir sind gerade beide so ärgerlich, dass wir gar nicht aufeinander hören können" oder „Sie sagen das so, als ob Sie es nur mir zuliebe sagen".

P *Anregung: Versuchen Sie einmal, einen Konflikt, z. B. mit dem Schüler, anhand des hier Erarbeiteten anzugehen. Welche Scheinlösungen wurden vielleicht bisher gewählt? Wo sind die Inhalts-, wo die Beziehungsanteile des Konflikts? Planen Sie ein Konfliktgespräch und besprechen Sie es nach Möglichkeit anschließend mit Anleiterkollegen.*

4 ⋮ „Wir" sagen –
die Beziehung Anleiter-Schüler-Team

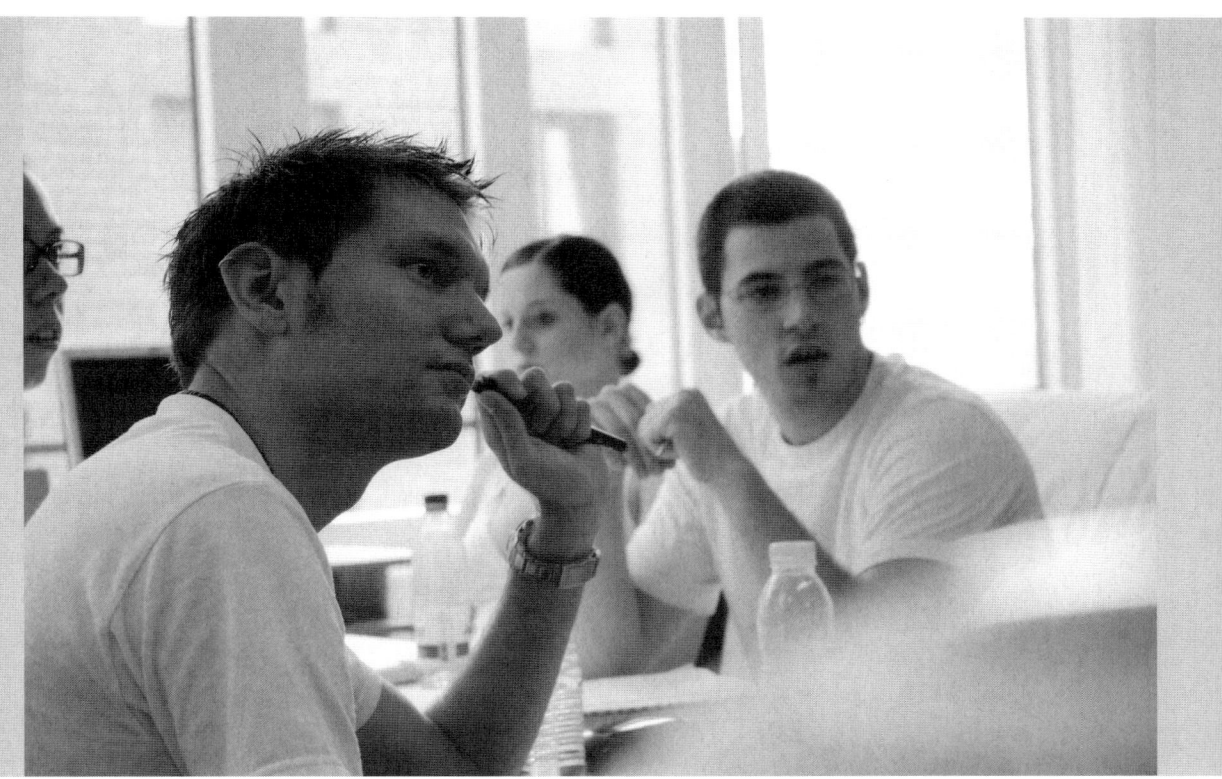

Überblick

4.1 ⋮ Anleitung als Gruppengeschehen

B *Beispiel 1: „Das Wunderbarste an meiner jetzigen Pra-xisstelle war die Offenheit, mit der das Team mich auf-genommen hat. Das hat meine Motivation schon unheimlich gesteigert." (Eine Heilerziehungspflegeschülerin)*

B *Beispiel 2: „Allmählich hatte ich das Gefühl, dieses Team ist so aufeinander eingeschworen, die lassen keinen 'rein. Was ich auch versuchte, alles wurde abgeblockt. Und mein An-leiter hing irgendwie dazwischen und traute sich nicht, sich auf meine Seite zu stellen." (Ein Altenpflegeschüler)*

**Team:
Quelle der Motivation oder Frustration**

Der Schüler hat einerseits einen Sonderstatus und ist doch zugleich auch Teil eines Teams. Die oben zitier-ten Schüleraussagen markieren sicherlich die beiden Extreme der Beziehung zwischen Schüler und Team, machen aber zugleich deutlich, wie motivierend oder frustrierend dieser wichtige Kontakt während der Ausbildung erlebt werden kann.

4.1.1 ⋮ Das Team als Gruppe

Verschiedene Faktoren können dafür ausschlagge-bend sein, dass ein Gebilde entsteht, das sowohl von Außenstehenden als auch von seinen Mitgliedern als „Gruppe" erlebt wird: Sympathie, gleiche Interessen, ein gemeinsames Ziel, Ähnlichkeit in einem oder mehreren Merkmalen (Bergins).

Das Team

Auch das „Mitarbeiterteam" ist eine Gruppe, die sich zur Verfolgung eines gemeinsamen (Arbeits-) Zieles zusammengefunden hat: Menschen, die kör-perlich und/oder psychisch auf Hilfe angewiesen sind, kompetent zu begleiten und zu betreuen. Der Grund für den Zusammenschluss der Gruppe „Mit-arbeiterteam" liegt also nicht in der wechselseitigen Sympathie und bewussten Entscheidung der einzel-nen Mitglieder, sondern in äußeren Bedingungen. Die Mitglieder haben einander nicht ausgesucht, sondern sie arbeiten zusammen, weil sie denselben Beruf und – vielleicht – ähnliche Motive für die Aus-übung dieses Berufes haben. Aus dieser Konstella-tion können sich Chancen und Probleme sowohl auf der fachlichen als auch auf der Beziehungsebene ergeben.

Chancen der Gruppenarbeit

Die Zusammenarbeit in der Gruppe eröffnet eine Vielzahl von Möglichkeiten, nicht nur quantitativ, sondern auch qualitativ:
- Eine Gruppe kann immer vielseitiger arbeiten als der Einzelne, weil die Gruppenmitglieder ganz verschiedene Talente und Stärken mitbringen und sich so ergänzen können.
- Gerade durch die Unterschiedlichkeit der Charak-tere kann das Team auch der Unterschiedlichkeit der Betreuten besser gerecht werden.
- Zugleich können durch das gemeinsame Engage-ment der Gruppe Fehler vermieden und Engpässe besser aufgefangen werden, jedenfalls wenn die Mitglieder einander unterstützen. Die Gruppe bietet Rückhalt, Entlastung und Anregung für die einzelnen Mitglieder.

Mögliche Probleme

Andererseits ist die Arbeit im Team nicht immer ein-fach:
- Man muss auch mit Leuten zusammenarbeiten, die einem nicht so besonders liegen.
- Unter Umständen bringen die Teammitglieder ganz unterschiedliche Vorstellungen von der Ar-beit und auch ein unterschiedlich starkes Engage-ment mit. Dadurch kann es in der Gruppe zu Mei-nungsverschiedenheiten kommen.
- Wenn die Differenzen eskalieren, spaltet sich die Gruppe womöglich in mehrere „Lager". Statt zusammenzuarbeiten, arbeitet man gegeneinan-der.
- Ähnlich problematisch wird es, wenn einzelne Teammitglieder sich bewusst abgrenzen oder wenn in der Gruppe Rivalitäten, z.B. um Füh-rungspositionen, aufbrechen. Auch das kann die Gruppe spalten.

4.1.2 ⋮ Anleitung vor dem
⋮ Team-Hintergrund

Dieselben Vorteile und Schwierigkeiten können aus der Einbindung eines Schülers in die Gruppe erwachsen. Glücklicherweise kann der Anleiter viel dafür tun, dass die Beziehung Anleiter-Schüler-Team „klappt".

Erwartungen klären. Wichtig ist, dass von vornherein und dann immer wieder die Erwartungen der Beteiligten abgeklärt werden (s. 1.6, S. 8 f, Tab. 2.1, S. 17 f): Wie stellen sich Anleiter, Team, Schüler die Verwirklichung einer guten Betreuung vor? Gibt es unterschiedliche Auffassungen?

1. Herrscht zum Beispiel in einem Altenpflege-Team ein sehr auf perfekte Pflege ausgerichtetes Ideal, der Schüler dagegen möchte den Schwerpunkt seiner Arbeit eher bei der Aktivierung oder Mobilisierung der Bewohner setzen?
2. Begreifen sich die Mitarbeiter einer betreuten Wohngruppe eher als Ansprechpartner der Betreuten, die ihren Alltag weitgehend selbstständig gestalten, während der Schüler die Vorstellung hat, mehr mit den Betreuten zu „machen"?
3. Oder tun sich die Pflegenden einer Station miteinander schwer, weil sie ein unterschiedliches Hierarchieverständnis haben?

Aus unausgesprochenen Erwartungen werden leicht Enttäuschungen.

Kompromisse schließen. Wie kann man den verschiedenen Standpunkten vielleicht jeweils ein Stückchen entgegenkommen, oder anders gesagt, welche Kompromisse lassen sich finden? Und ist der eventuell vereinbarte Kompromiss auch wirklich ausgewogen?

Dem Altenpflegeschüler aus Beispiel (1) könnte z. B. wöchentlich eine gewisse Zeit zur Aktivierung eingeräumt werden, umgekehrt sollte er aber auch bereit sein, die pflegerischen Maßstäbe des Teams mitzutragen.

Neben dem Einüben eines möglichst non-direktiven, die Eigenständigkeit der Betreuten nicht einengenden Arbeitsstils könnten mit dem Schüler in Fall (2) konkreter geplante und begleitete Einheiten besprochen werden.

In Situation (3) hilft möglicherweise schon ein offenes, sachliches Gespräch, das die unterschiedlichen Standpunkte transparent macht.

Anleitung definieren. Da durch die Anleitungssituation zum Ziel der guten Betreuung noch ein weiteres Ziel hinzukommt: „Gute Anleitung leisten, bei der der Schüler Handlungskompetenz erwerben kann", müssen auch hier die Vorstellungen zusammengetragen werden.

Wie sollte nach Ansicht der Teammitglieder, des Anleiters und des Schülers Anleitung aussehen? Wo gibt es Unterschiede? Meinen die Teammitglieder vielleicht, die Anleitung laufe „nebenbei" im Betreuungsalltag mit? Wünscht sich der Schüler ausgiebige „Extra-Anleitungen" und Gespräche für schwierigere Situationen? Möchte der Anleiter sich über den aktuellen Wissensstand des Schülers austauschen? Hat das Team Interesse am Austausch mit dem Schüler bzw. an Co-Anleitung?

Zeitrahmen festsetzen. Welchen zeitlichen Rahmen stellen sich die Einzelnen vor? Wie könnte hier ein Kompromiss aussehen (etwa, dass von vornherein zusätzliche Termine für spezielle Anleitungseinheiten vorgesehen werden, dass das Team im Alltag co-anleitend tätig wird und dass der Anleiter durch möglichst häufiges gemeinsames Arbeiten mit dem Schüler Gelegenheit zum Austausch mit ihm hat)?

Und zum Schluss muss immer wieder gefragt werden, ob auch wirklich alle bereit sind, die erarbeiteten Kompromisse mitzutragen. Wie oben angedeutet, ist es sicherlich nicht damit getan, dies alles nur einmal anzusprechen. Von entscheidender Bedeutung ist allerdings, dass es das erste Mal gleich zu Anfang der Anleitungssituation geschieht, bevor aus unausgesprochenen Erwartungen die ersten Enttäuschungen werden!

4.2 „Ich wusste doch gleich, dass der nicht zu uns passt." – Abgrenzungsmechanismen im „System Gruppe"

Abgrenzung macht stark, vor allem, wenn man schwach ist

Gruppen leben von der Stärke ihres inneren Zusammenhalts. Ein Weg, diesen Zusammenhalt zu bewahren, ist, sich nach außen abzugrenzen. Tatsächlich entwickeln Gruppen manchmal fast so etwas wie „Abstoßungsmechanismen" gegen andere Gruppen, vor allem aber gegen eindringende „Fremdkörper". Die Gruppe fühlt sich durch sie bedroht, weil sie die Normen der Gruppe nicht kennen, sie stören also möglicherweise den gewohnten Ablauf, ja sie bringen eventuell neue Elemente in die Gruppe ein, die diese spalten könnten. Besonders stark wird diese Gefahr natürlich von Gruppen wahrgenommen, die nicht besonders stabil sind, wie es bei Gruppen, deren Mitglieder eher aus äußeren Gründen zusammengeführt wurden, leicht der Fall sein kann.

„Störe unsere Kreise nicht!"

Unter Umständen kann hier der Schüler als Eindringling betrachtet werden (s. Beispiel 2). Die Mitarbeiter befürchten, dass er „das Gleichgewicht im eingespielten System" (s. 2.2, S. 12 ff) stören könnte. Dies ist keineswegs nur der Fall, wenn ein Schüler neu zu einem Team stößt. Auch wenn er schon längere Zeit im Team arbeitet, kann er als Unruhestifter angesehen werden – einfach, weil er Schüler ist und von der Schule möglicherweise andere pädagogische oder pflegerische Vorstellungen mitbringt, weil er durch die Unterrichtszeiten immer wieder längere Zeit abwesend ist, weil bei Praxisproben andere, „fremde Elemente", z.B. der Lehrer für Fachpraxis, in die vertraute Alltagssituation eindringen.

„Abstoßungsmechanismen" schwacher Gruppen

Diese Bedrohung kann im Extremfall entsprechende Abwehrmechanismen im Team in Gang setzen: Der Schüler wird abgeblockt, wenn er Vorschläge macht, er wird für unbeliebte Arbeiten eingesetzt, wird nicht ausreichend informiert, wird bewusst überfordert, wird im sozialen Kontakt „kaltgestellt" – kurz, es widerfährt ihm all das, was eine Gruppe unternimmt, die ein missliebiges Mitglied loswerden möchte.

Der Schüler schlägt zurück

Allerdings wird sich eine solche Eskalation in der Regel nur dann in voller Härte einstellen, wenn die Abwehrmechanismen des Teams vom Schüler prompt gekontert werden („Die sind sowieso alle gegen mich, mit denen will ich nichts zu schaffen haben."). (Vgl. „negativer Kreisprozess", S. 3.2, S. 31). Wie sich ein solcher Teufelskreis aufbauen und wie er durch Hilfe von außen wieder durchbrochen werden kann, zeigt das folgende Beispiel:

B *Sonja war – laut Mitarbeitern ihrer Gruppe – keine einfache Schülerin. Sie gehörte zu der Sorte, die durchaus anderer Meinung sind und die sich dabei nicht „schülerhaft bescheiden", sondern mit Nachdruck für ihre Überzeugungen einsetzen. Sie*

hatte deshalb den Ruf, „eigensinnig" und „überheblich" zu sein. Bei der Praxisprobe, zu der außer der Anleiterin und einer Gruppenmitarbeiterin auch der Fachlehrer eingeladen war, war die Reserviertheit der Mitarbeiter atmosphärisch mit Händen zu greifen. In getrennten Aufzügen begab man sich auf die Wohngruppe. Entsprechend verlief die Praxissituation …

In einer Anleitungssupervision wurde (ohne Sonja) das Verhalten der Anleiterin und der Mitarbeiterin (Praxisbegleiterin) nochmals „angeschaut".

Folgende Punkte wurden dabei thematisiert:
- *das fortgeschrittene Alter von Sonja,*
- *ihre untypische Schülerrolle,*
- *ihre intellektuellen Voraussetzungen und Fähigkeiten, ihre Vergangenheit in der „Ex-DDR",*
- *ihr andersartiger „philosophischer" und pädagogischer Hintergrund,*
- *ihre Unabhängigkeit und Selbstständigkeit.*

Nach und nach gelang es dem Supervisor herauszuarbeiten, was sich hinter dem Satz der Anleiterin: „Es trennen uns Welten …", alles verbarg. Letztlich war es ein Gefühl von Unterlegenheit und Fremdheit, das sie und die anderen Mitarbeiter so „auf Reserve" hatte gehen lassen. Es hatte eine Umdeutung und damit Abwertung der Schülerin stattgefunden. Aus Sonjas Schlagfertigkeit war Frechheit geworden, aus Argumentationskraft Unbelehrbarkeit, aus intellektuellen Fähigkeiten Überheblichkeit, aus Eigenständigkeit Desinteresse am Team. Sonja hatte diese Abwertung gespürt. Der Teufelskreis hatte begonnen!

4.2.1 : Konfliktherde im Verhältnis Team-Schüler-Anleiter

Konflikte, die das Verhältnis Schüler-(Anleiter-)Team belasten, können verschiedene Ursachen haben.

Konflikte im Team. Abwehrreaktionen vonseiten des Teams haben häufig mit einer – verdeckten – Schwäche der Gruppe selbst zu tun, die dann auf die Beziehung zum Schüler projiziert und im Konflikt mit ihm ausgetragen wird (vgl. 3.7, S. 46):
- Es bestehen ungeklärte Konflikte und Spannungen innerhalb des Teams zwischen einem oder mehreren Mitarbeitern.
- Es gibt Hierarchieprobleme und Machtkämpfe innerhalb des Teams, bzw. das Team wird autoritär geleitet.
- Die Mitarbeiter geben sich zuwenig oder gar keine gegenseitige Anerkennung oder gehen gar destruktiv und abwertend miteinander um (vgl. 3.5, S. 37 ff).
- Bei einem oder mehreren Teammitgliedern liegen Unterlegenheitsgefühle und ein negatives Selbstbild vor (vgl. 2.5.1, S. 19 f).
- Das Team steht unter massivem Druck von außen, in der Einrichtung herrscht ein schlechtes Allgemeinklima.

Konflikte Schüler/Team. Das Konfliktpotenzial kann aber auch unmittelbar im Verhältnis zum Schüler liegen.

- Es besteht ein „Gefälle" zwischen Schüler und Team, was Alter, Kompetenz, Vorbildung und Artikulationsfähigkeit anbelangt (s. Beispiel „Sonja").
- Der Schüler zeigt eine extrem selbstbewusste Haltung, die möglicherweise mit Unterlegenheitsgefühlen bei einzelnen Teammitgliedern kollidiert.
- Der Schüler legt mangelnde Kritikfähigkeit an den Tag.
- Der Schüler kann seine Bedürfnisse nicht anmelden, weil er Minderwertigkeitskomplexe hat oder ihm die Ausdrucksfähigkeit fehlt, er „geht unter".
- Der Schüler versteht sich mit einem Teammitglied nicht und umgekehrt.
- Das Team bildet zwar ein harmonisches Ganzes, ist jedoch in seinen Strukturen und seiner Arbeitsweise festgefahren.
- Das Team zeigt wenig Aufgeschlossenheit und Kritikfähigkeit.

Konflikte Anleiter/Schüler/Team. Und schließlich kann auch die Beziehung zwischen Anleiter und Schüler zum Anlass für Spannungen im Team werden.

- Der Anleiter stellt sich immer auf die Seite des Teams/des Schülers.
- Der Anleiter bezieht nie eindeutig Position (s. Beispiel 2).
- Anleiter und Schüler harmonieren nicht miteinander und suchen sich jeweils „Verbündete" im Team.

„Gesunde" Teams sind offen

Ist ein Team wirklich intakt, ist das „Wir-Gefühl" echt und nicht nur in gemachter Solidarität gegen „den Rest der Welt" beschworen, dann wird die Gruppe nach den ersten Anfangsbedenken (vgl. „erster Eindruck", S. 31) ein neues Mitglied aufnehmen und in das Gruppensystem integrieren. Wenn die Beziehungen zwischen den verschiedenen Teammitgliedern in ihren Rollen stimmen, wenn jeder Mitarbeiter sich ernst genommen und anerkannt fühlt und sich seiner selbst in positivem Sinne sicher ist (s. 2.5.5, S. 21 f), wird auch die Beziehung zum Schüler gelingen. Ist das Gleichgewicht im Team jedoch künstlich, gibt es schwelende Konflikte oder Unsicherheiten (vgl. 3.7, S. 46), dann ist das Systemgleichgewicht rascher bedroht und wird auch heftiger nach außen verteidigt.

P *Anregung: Überlegen Sie einmal, ob sich in Ihrem Team Abwehrmechanismen gegen den Schüler zeigen. Könnte*

sich das Team zu Recht „bedroht" fühlen? Wie reagiert der Schüler? Wie reagieren Sie? Was könnte getan werden, um das Team zu stabilisieren?

Der Anleiter als Mittler

Wenn die Anleiter-Schüler-Beziehung gut ist, kann der Anleiter, der zu beiden, Schüler und Team, gleichermaßen in engem Kontakt steht, ein wichtiges Bindeglied zwischen der Gruppe und dem Schüler werden (Abb. 4.1).
Damit der Anleiter diese Mittlerrolle übernehmen kann, ist es notwendig, dass er die Situation und die Bedürfnisse des Teams und des Schülers sieht, ernst nimmt und zur Sprache bringt (s. oben). Durch eine ausgleichende, sachliche und unparteiische Haltung kann er für Team und Schüler Modell sein für einen offenen und wertschätzenden Umgang miteinander (vgl. 5.5, S. 64 f). Die Balance aus Distanz und Nähe, die bereits im Hinblick auf die Beziehung Anleiter-Schüler erörtert wurde (s. 3.3, S. 33 f), sollte dabei grundsätzlich auch die Beziehung zum Team bestimmen.

P *Anregung: Überlegen Sie bitte: Stehen Sie in Konflikten gleich häufig auf der Seite des Schülers und auf der des Teams? Oder ist ein Ungleichgewicht da? Bilden Sie womöglich eine „verschworene Gemeinschaft" mit dem Schüler/dem Team? Woran könnte das liegen? Wie können Sie es ändern?*

Der Anleiter kann die Weichen für ein „Miteinander statt Gegeneinander" von Schüler und Team stellen und damit einen wichtigen Beitrag zur Schaffung eines intakten, integrationsfähigen Teams im oben definierten Sinne leisten. Die folgende knappe Formel bringt noch einmal auf den Punkt, was ein solches Team kennzeichnet:

Z *„Niemals die einen gegen die andern.*
Niemals die einen über den andern.
Niemals die einen ohne die andern."
(L. Zenetti)

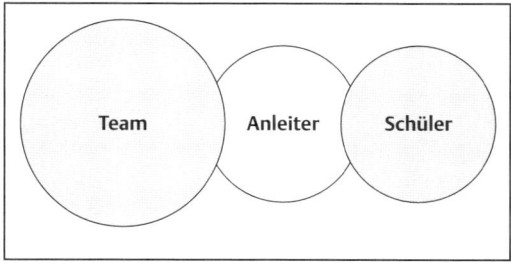

Abb. 4.1 ■ Der Anleiter als Mittler zwischen Team und Schüler.

4.3 „Die Stellvertretung der stellvertretenden Stationsleitung" – Pochen auf Hierarchie und Status in der Anleitung

Rollen (s. 2.1 u. 2.2, S. 12 f) sind jeweils mit einem bestimmten Status verknüpft. Das gilt auch für die Rollen im Team. Ein besonderer Status kommt den Führungsrollen zu (vgl. die Beispiele und Ausführungen zum Thema Autorität und Führungsstile, 2.5, S. 19 ff). Aber auch andere Rollen im Team sind mit bestimmten Privilegien oder Statussymbolen besetzt.

„Wer darf was …?"

Es ist ein Irrtum anzunehmen, dass das Hierarchiedenken und das Achten auf den eigenen Status in sozialen Berufen weniger ausgeprägt sei, nur weil sich beides vielleicht etwas anders äußert. Wer einmal miterlebt hat, wie eine „erste" und „zweite" Stations- oder Wohnbereichsleitung freundlich, aber knallhart darum ringen, wessen Anordnung nun in diesem oder jenem Fall gilt, wird rasch eines Besseren belehrt. In den meisten Teams gibt es eine deutliche Rangordnung, „wer was darf" – Dienstpläne schreiben, Medikamente ausgeben, Außenkontakte pflegen, Schüler anleiten …

Die Statussituation des Anleiters wurde bereits im Zusammenhang mit Anleiter-Rolle und Anleiter-Autorität betrachtet. Dabei wurde deutlich, dass der Anleiter durch seine besondere Funktion eventuell neu wahrgenommen wird und seine Position u.U. erst einmal klarmachen muss (2.4, S. 16 f).

Sonderstatus „Schüler"

Auch dem Schüler fällt in der Hierarchie eine ganz bestimmte Position zu. Häufig löst diese Position bei den Schülern selbst Unzufriedenheit aus. Sie fühlen sich einerseits als volle Arbeitskraft „ausgenutzt", von ihrem Status her jedoch benachteiligt und nicht für voll genommen. Umgekehrt stoßen die mit dem „Sonderstatus" des Schülers verbundenen „Privilegien" – Übungszeit, Entlastung von manchen Aufgaben u.ä. – beim Team nicht selten auf Unverständnis. Besonders störend wird von manchen Mitarbeitern empfunden, wenn Schüler etwa durch ihre Praxisaufgabenstellung, attraktive Sonderaktivitäten durchführen „dürfen", z.B. Gespräche führen, Einzelbetreuung, Fördervorhaben und Ähnli-

ches (vgl. dazu auch das Beispiel des Schülers Bernd im Thema „einfühlende Gesprächsführung", s. 3.6.2, S. 44 f).

Der Anleiter kann mit dazu beitragen, dass solche Spannungen nicht entstehen,

- indem der Schüler in seiner Sonderrolle wahrgenommen, zugleich aber partnerschaftlich als Teammitglied akzeptiert wird,
- indem der Schüler seinen Fähigkeiten entsprechend in die Verantwortung mit einbezogen wird und für seine Leistung Anerkennung erfährt (3.5, S. 37 ff; 5.6, S. 65 f),
- indem das Team über anstehende Aufgaben des Schülers informiert und eventuell zur Co-Anleitung ermuntert wird,
- indem der Schüler angeregt wird, Mitarbeiter, die Lust dazu haben, in Sonderaktivitäten miteinzubeziehen, wenn es die Zeit irgend erlaubt,
- indem alles dafür getan wird, im Team eine offene, wertschätzende Atmosphäre zu fördern, in der die Stärken jedes Teammitglieds Beachtung und vor allem Anerkennung finden. Es ist nämlich durchaus nicht so, dass alle Mitarbeiter gern Gespräche führen. Missmut kommt nur dann auf, wenn das eigene, vielleicht weniger „spektakuläre" Tun, z.B. eine sorgsame und gewissenhafte Grundpflege, nicht entsprechend gewürdigt wird (s. auch das oben zum Aufbau eines intakten Teams Gesagte).

P *Anregung: Notieren Sie sich einmal zu jedem Mitglied Ihres Teams – einschließlich Schüler – die Fähigkeit, die Ihnen als besondere Stärke der betreffenden Person aufgefallen ist. Nehmen Sie sich vor, diese Stärke genauer wahrzunehmen und auch ausdrücklich anzuerkennen. Vergessen Sie dabei sich selbst nicht!*

Der Schüler als Anleiter – verkehrte Welt

Doch nicht immer lässt sich die hierarchische Struktur durchhalten. Eine merkwürdige Rollen- und Statusumkehrung, die in der Praxis gar nicht so selten ist, zeigt das folgende Beispiel aus einer Behinderteneinrichtung:

B *Bettina klagt über ihre Praxissituation. Sie ist Grundkurs-schülerin und seit Beginn des Vorpraktikums auf der Wohn-gruppe. Seit fast zwei Jahren kümmert sie sich um die alltäglichen Belange der geistig behinderten Bewohner. Öfter – so berichtet sie – ist sie ganz allein im Dienst. Seit kurzem ist sie sogar Dienst-älteste. Einigermaßen sonderbar findet sie es, dass sie jetzt auch noch ihren neuen Anleiter einlernen muss. Das Studienbuch für die fachpraktische Ausbildung hat sie ihm schon erklärt. „Wer leitet hier eigentlich wen an?" fragt sie sich und macht sich Sor-gen, wie sie in einer solchen Situation ihren Schülerstatus noch definieren soll.*

In einer solch paradoxen Situation werden Rollenkli-schees absurd. Hier muss ernst genommen werden, welche neuen Realitäten ein solches Arbeitsumfeld geschaffen hat. Es hilft nicht weiter, die Schülerin als Schülerin zu behandeln, wenn sie de facto in eine andere Rolle hineingewachsen ist. Genauso unrealis-tisch aber ist es, sie zu einer „Vollkraft" zu machen, die eben ab und zu noch „die Schule besucht". Hier stehen in den nächsten Jahren angesichts zunehmen-der Stellenknappheit große Herausforderungen an. Anleiter müssen bereit sein, Rollen neu zu definieren und dem jeweiligen Kontext anzupassen.

P *Anregung: Erarbeiten Sie Lösungsvorschläge für diese Situ-ation. Wer übernimmt gerade welche Rollen? Wie können die Rollen in hilfreicher Weise verändert und Bettinas Überforde-rung abgebaut werden?*

5 | Zielgeleitet fördern und fordern – Anleitung im Lernprozess

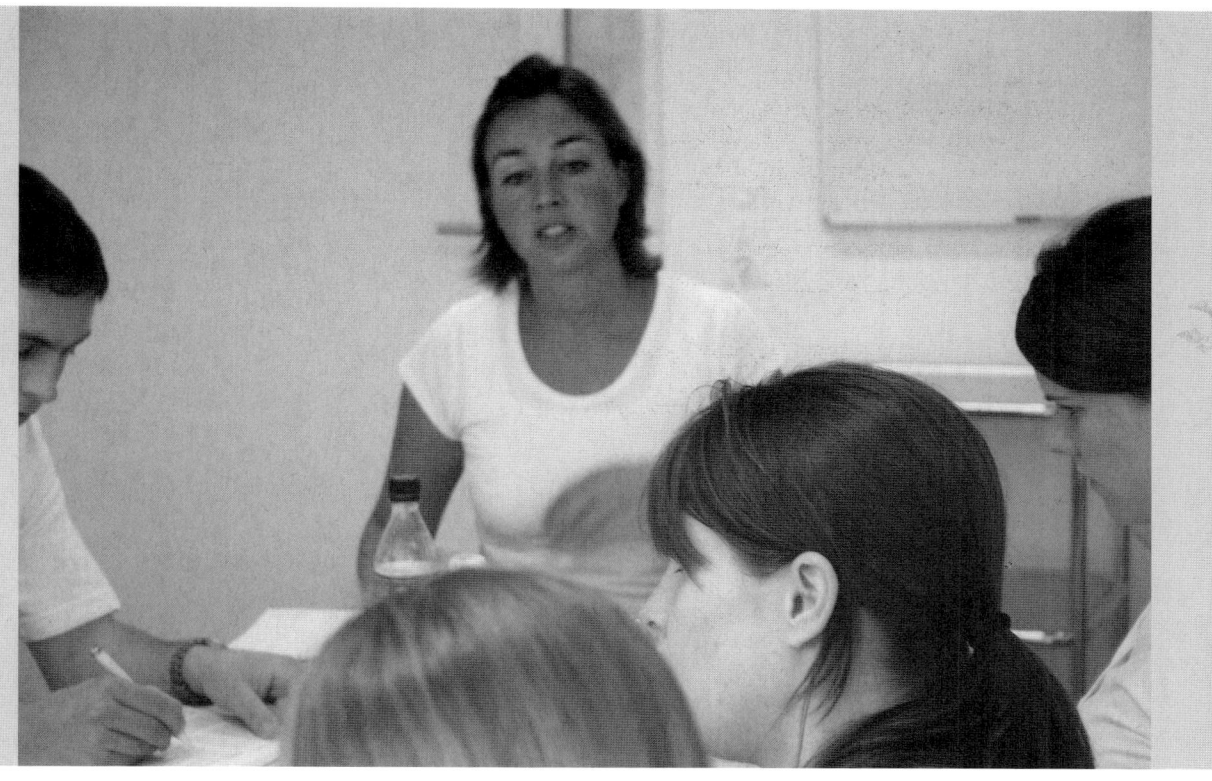

Überblick

5.1 ⋮ Der Anleiter als Lernprozessbegleiter

Z *„Der Mensch lernt mit Kopf, Herz und Hand."*
(Pestalozzi)

Lernen heißt Veränderung – im kognitiven Repertoire durch das Einordnen neuer Wissensinhalte in die bestehende geistige Landkarte, im Einstellungsbereich durch das von bestimmten Emotionen begleitete Herstellen neuer Zusammenhänge und im Verhaltenssektor durch die Aufnahme neuer Verhaltensstrategien. Am nachhaltigsten sind Lernprozesse, in denen alle drei Komponenten zusammentreffen. Damit der Lernende tatsächlich innerlich in Verbindung mit dem Lernstoff tritt und der emotionale und motivationale Impuls da ist, den durchaus mühsamen Akt der kognitiven und handlungsbezogenen Neustrukturierung auf sich zu nehmen (vgl. Wingchen 2006), braucht er also neben einem Angebot an Informationen auch das Angebot, das neu Aufgenommene auszuprobieren und Erfahrungen damit zu machen. Erst dadurch kann es zu einer echten Aneignung des Neuen kommen.

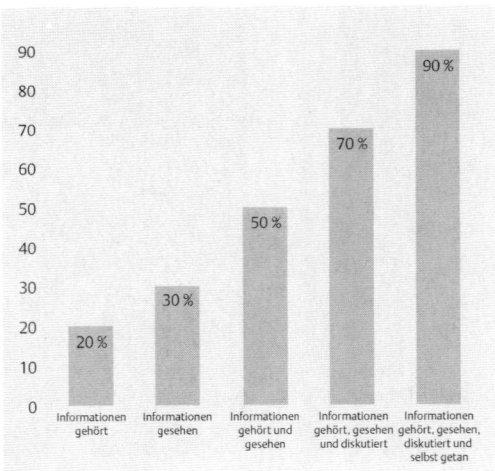

Abb. 5.1 ▪ Behaltensleistung – Lernen heißt verarbeiten.

Betrachtet man die Praxisanleitung vor dem Hintergrund des hier in aller Kürze zum Lernen Gesagten, so wird sofort klar, welch hoher Stellenwert dieser Lernmöglichkeit zukommt, bietet sie dem Lernenden doch in einzigartiger Weise die Chance, sich erprobend und Erfahrungen sammelnd mit den Lerninhalten auseinanderzusetzen. Das Lernen für das Handeln und das Lernen durch das Handeln durchdringen sich

in idealer Weise. Dem Praxisanleiter kommt dabei die Aufgabe zu, dem Schüler den Spielraum zum Lernen im Kontext der „Echtarbeit" (Bauer et al. 2006) zu eröffnen, ohne dass dadurch unverantwortbare Risiken für die betreuten Menschen entstehen. Der Lernort Praxis ist ja nicht als Lernort konzipiert, sondern Arbeitsrealität mit all ihren Verpflichtungen.

Lernraum für den Schüler bedeutet:
- dass er sein (theoretisches) Wissen immer eigenständiger anwenden darf und muss,
- dass er Dinge ausprobieren und in begrenztem Umfang Fehler machen darf,
- dass er zu situationsangepasstem Handeln angeregt und damit zu eigenständigen Problemlösungen im Rahmen seiner Wissensbasis aufgefordert wird,
- dass er zu ständiger Reflexion seines Handelns und Selbstreflexion im Blick auf seine innere Haltung beim Handeln ermuntert wird,
- dass er für seinen Lernfortschritt mitverantwortlich ist und nicht auf alle Fragen eine Antwort bekommt, sondern zu eigenständiger Informationssuche angeleitet wird.

Dabei ist in Rechnung zu stellen, dass es sich bei den Lernenden um (junge) Erwachsene handelt, die im Lernen nicht entmündigt werden dürfen. Sie bringen bereits Lernerfahrungen und einen eigenen Lernstil mit und sind durchaus in der Lage, ihren eigenen Lernbedarf realistisch einzuschätzen. Mit wachsender Ausbildungserfahrung verbinden sie mit der Lernsituation immer konkretere Erwartungen.

Für den Praxisanleiter bedeutet das, dass er sich weniger als „Unterweiser" sondern als „Lernprozessbegleiter" begreift (vgl. Bauer et al. 2006). Dieser in Pädagogik und Didaktik neue Begriff ist dem Selbstverständnis guter Praxisanleiter im Grunde schon vertraut, die sich ohnehin eher als Begleiter des Lernenden sehen. Dem Schüler wird dabei das Lernen nicht abgenommen, wie es manchmal in der allzu vorstrukturierten Theorievermittlung den Anschein hat. Er wird vielmehr in seinem persönlichen Aneignungsprozess unterstützt. Ziel ist es, ihn zu echter, professioneller Handlungskompetenz zu führen.

Z *„Pädagogisches Paradox:*
Man lernt Handlungen dadurch, dass man tut, was man erst lernen soll.
Man lehrt Handlungen dadurch, dass man die Lernenden in Situationen bringt, die zu bewältigen sie lernen sollen."
(Bauer et. al. 2006, S. 30)

Handlungskompetenz als großes Ziel

Unter dem Zielaspekt „Handlungskompetenz" werden im Folgenden Fähigkeiten beschrieben, die der Schüler im Laufe seiner Ausbildung erwerben soll und die nicht nur Wissensvermittlung erfordern, sondern vor allem begleitende Unterstützung bei sozialen Erfahrungen in der Begegnung mit kranken, alten oder behinderten Menschen.

Im Laufe seiner Ausbildung soll der Schüler:

- Verständnis entwickeln für den alten, kranken oder behinderten Menschen in seiner individuellen, oft schwierigen Lebenssituation.
- Bereit sein, ihn stets vor dem Hintergrund seiner gesamten Lebenssituation zu sehen und ihn so anzunehmen, wie er heute ist.
- Sensibel werden für eine individuelle, an den Bedürfnissen des Einzelnen orientierte Pflege und Betreuung. Diese soll dabei so weit wie möglich als Hilfe zur Selbsthilfe verstanden werden.
- (Pflege-)Maßnahmen individuell und situationsgerecht planen und durchführen. Dabei soll er die eigene Arbeit kritisch beobachten, auf Verbesserungsmöglichkeiten überprüfen und für Anregungen offen sein.
- Die Grenzen der eigenen psychischen und körperlichen Belastbarkeit wahrnehmen und ernst nehmen und sein Verhalten entsprechend steuern. Auch soll er den Mut haben, einmal „nein" zu sagen, wenn er sich überfordert fühlt.
- Lernen, auch in schwierigen Situationen mit „Andersdenkenden" zusammenzuarbeiten, zu seiner eigenen Meinung zu stehen, aber auch berechtigte Kritik konstruktiv anzunehmen.
- Seine eigenen Erfahrungen reflektieren, für neue fachspezifische Erkenntnisse und für berufspolitische Interessen der Zeit offen sein und sich aktiv an der Weiterentwicklung seines Arbeitsgebietes beteiligen.
- Bereitschaft zu ständigem Weiterlernen entwickeln, um mit Veränderungen Schritt zu halten und auf dem neuesten Erkenntnisstand zu bleiben.

Ein Beispiel für situationsangepasstes Reagieren und damit Handlungskompetenz auf Schüler- wie auf Anleiterseite zeigt die folgende Situation, die – wie so oft im sozialpflegerischen Alltag – etwas anders lief als gedacht:

B *Der engagierte Schüler Holger hatte sich vorgenommen, im hauswirtschaftlichen Bereich eine Praxisprobe durchzuführen. Die fast fünfzigjährige, psychisch kranke Frau M., die er dafür ausgesucht hatte, war in der Wohngruppe durch Unselbstständigkeit und Antriebslosigkeit aufgefallen. Nun sollte sie unter seiner Anleitung eine Mahlzeit zubereiten und so erfahren, dass sie in ihrer momentanen Situation nicht zum Nichtstun verdammt war und vielleicht sogar wieder ein Stück Selbstständigkeit erlangen konnte. Alles war vorüberlegt, Nah- und Fernziele standen fest, die methodischen Schritte hatte Holger vorher in der schriftlichen Ausarbeitung fein säuberlich niedergeschrieben.*

Doch nun geschah das Unerwartete: Kaum war die bis dahin lethargische Frau in der Wohnküche mit Schüsseln und Kochzutaten zugange, erwachte in ihr die „schwäbische Hausfrau". Holger, der sich vorgenommen hatte, in Einzelschritten vorzugehen, sah sich von dem selbstbewussten und forschen Einstieg seiner „Patientin" völlig überrumpelt. Nochmals startete er einen Versuch das Feld „zurückzuerobern"; er war schließlich der Anleitende. Frau M. aber hatte ihre Lebensenergie wiedergefunden, mischte selbstständig Zutaten, ignorierte Holgers bereitgelegtes Rezept herablassend, und als es ihr schließlich zu bunt wurde, drückte sie dem verdutzten jungen Mann den größten Kochlöffel in die Hand, der in ihrer Reichweite war. Es bestand kein Zweifel mehr: der anleitende Schüler war zum Küchengehilfen geworden, der Lehrling zum Meister ...

Sollte Holger versuchen, sein ausgearbeitetes Konzept zu „verteidigen" oder Frau M. tatsächlich die Regie überlassen? Nach kurzem Zögern akzeptierte er die neue Realität und begab sich fortan in die Rolle des „Küchengehilfen" ... (Frau M. war mit dem Ergebnis sehr zufrieden!)

Verunsichert und sichtlich angestrengt kam Holger danach zum Nachgespräch. Was sollte ihm der Anleiter zurückmelden? Der Schüler hatte die Situation verkannt, die Person nicht richtig eingeschätzt, seine Nahziele nicht erreicht. Stattdessen war er „aus der Rolle" gefallen. Aber er hatte sich in der konkreten Situation – trotz aller inneren Widerstände – letztlich am Gegenüber zu orientieren „getraut". Sein entscheidendes Ziel hatte er erreicht: Frau M. war „aufgeblüht" und hatte für eine Stunde vergessen, dass sie eigentlich die „antriebslose, apathische Frau von Gruppe 7" war ...

Es war klug von dem Anleiter, dies anzuerkennen und nicht kleinlich an den vielen Kleinigkeiten hängenzubleiben. Die Praxisprobe war keine Vorzeigesituation gewesen, aber eine echte Lernsituation! Was will man mehr?

5.2 ⋮ Lernziele geben dem Lernprozess Richtung

Wenn der Schüler in die Praxis kommt, bringt er einen Katalog von Lernzielen aus seiner Ausbildungseinrichtung mit. Diese Lernziele basieren auf den in der Schule vermittelten Inhalten und enthalten daran angelehnte Aufträge für die Praxis. Im besten Fall besteht ein reger Dialog zwischen Praxis und Ausbildungsstätte über die dem jeweiligen Ausbildungsstand gemäßen Lernziele.

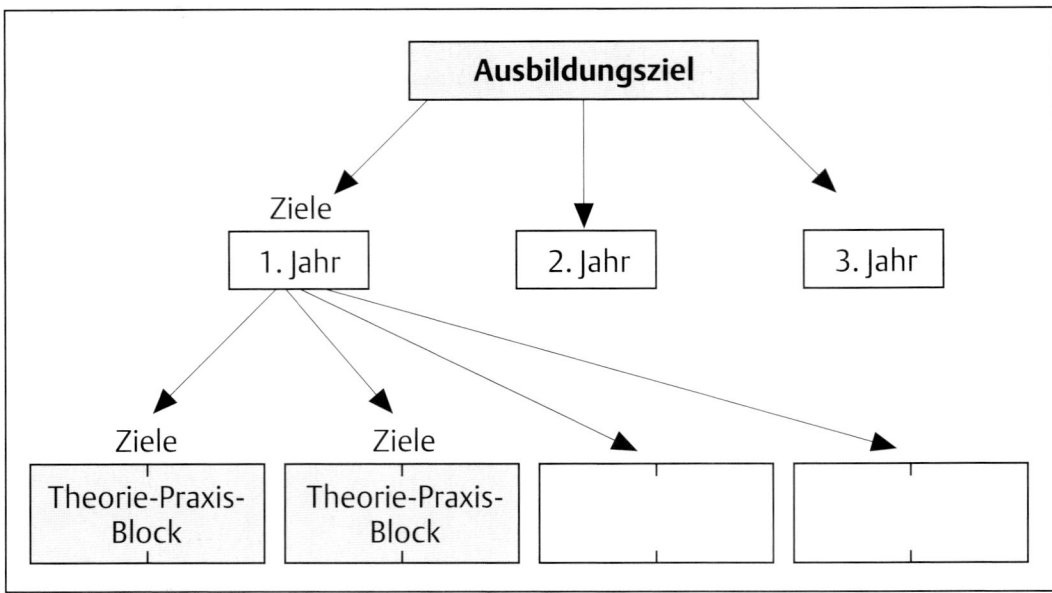

Abb. 5.2 ▪ Jedes Teilziel ist ein Baustein in der Ausbildung.

5.2.1 ⋮ Lernziele in der Altenpflege

Ziele für ein Jahr

In den baden-württembergischen Ausbildungsrichtlinien für die Altenpflege werden folgende Ziele für ein Ausbildungsjahr beschrieben:

- **1. Jahr:** Korrektes durchführen können von pflegerischen Maßnahmen im Rahmen der Aktivitäten und existenziellen Erfahrungen des Lebens (AEDL), Entwickeln von Sensibilität für die Situation des alten Menschen.
- **2. Jahr:** Fachgerechtes durchführen können diagnostisch-therapeutischer Maßnahmen, Mitwirkung bei der Aufgabe zur Planung und Gestaltung des betreuerischen, pflegerischen und aktivierenden Alltags des alten Menschen.
- **3. Jahr**: Erfassen von speziellen Pflegesituationen und adäquates Handeln, Erfassen und Gestalten von Arbeits- und Tagesabläufen in den Einrichtungen nach ihren Möglichkeiten.

Dazu wird gefordert: „Zum Abschluss eines jeden Schuljahres übersendet der Träger der Einrichtung der Schule zu einem von der Schule bestimmten Termin eine Beurteilung mit der Aussage, ob die ‚Praxis in der Altenpflege' mit Erfolg abgeleistet worden ist" (Sozialministerium Baden-Württemberg: Ausbildungs- und Prüfungsverordnung für die Berufsfachschulen für Altenpflege, 23.5. 1995)

Beispiel für theoretische Ausbildungsinhalte

Im theoretischen Einführungsblock der Altenpflegeschule werden im Rahmen der Aktivitäten und existenziellen Erfahrungen des Lebens (AEDLs) zunächst Grundlagen für allgemeinpflegerische Maßnahmen wie z. B. „sich waschen und kleiden", vermittelt. Gleichzeitig werden Maßnahmen zur sorgfältigen Beobachtung besprochen und eingeübt. Der Anspruch des alten Menschen auf Wahrung seiner Rechte und Würde und sein biografischer Hintergrund werden in alle Unterrichtseinheiten einbezogen und durch entsprechende Methoden vertieft.

Beispiele für abgeleitete Lernziele in der Praxis

Aus den vorgegebenen theoretischen Lerninhalten ergeben sich für den darauf folgenden Praxisblock z. B. folgende Lernziele:

Der Schüler kann

- sensibel werden für die Situation der zu Pflegenden und stets ihre Würde achten,
- Körperpflege und prophylaktische Maßnahmen nach individuellen Wünschen und Bedingungen durchführen, Intimsphäre respektieren,
- Veränderungen beobachten, Bericht erstatten und im Dokumentationssystem eintragen,
- Ressourcen der zu Pflegenden erkennen und fördern,
- bei Pflegemaßnahmen hygienische Grundsätze beachten,
- Pflegematerial sinnvoll und wirtschaftlich einsetzen und entsorgen.

Durch die Verzahnung der theoretischen und praktischen Inhalte lernt der Schüler Zusammenhänge zu begreifen; sein theoretisch erworbenes Wissen prägt sich leichter und nachhaltiger ein. Außerdem wird er zum Weiterlernen motiviert, weil er den Sinn seines Handelns versteht, Freude an der Arbeit erlebt und sich in seinem Berufswunsch bestätigt fühlt.

„Gelingt es in der Ausbildung nicht, die Fähigkeit zur theoretischen Reflexion der Praxis und zu entsprechendem Handeln zu entwickeln, so kann man streng genommen nicht von ‚Fachkräften' sprechen – das Ausbildungsprodukt ist dann eine angelernte Hilfskraft mit aufgesetztem, aber nicht integriertem theoretischen Wissen". (Ursula Pfäfflin-Wagner 1995)

5.2.2 : Lernziele für die Ausbildung von Heilerziehungspflegern

Die meisten Bundesländer sehen derzeit „die Befähigung zur selbstständigen Erziehung und Pflege, sowie zur außerschulischen Bildung, Berufsförderung und sozialen Eingliederung Behinderter" als das Kardinalziel ihrer dreijährigen Ausbildung zum Heilerziehungspfleger an. Die Bundesarbeitsgemeinschaft für Ausbildungsstätten für Heilerziehungspflege in der BRD nennt darüber hinaus folgende allgemeine Ziele:

- **Ganzheitlichkeit:** Um den besonderen Anforderungen gerecht zu werden, muss der Fachschüler auf ein berufliches Handeln vorbereitet werden, das die ganzheitliche Pflege und Förderung von Menschen mit unterschiedlichen Behinderungen in allen Lebensaltersstufen und in verschiedenen Lebensbereichen umfasst.
- **Vielfalt:** Der Fachschüler soll sich auf die vielfältigen Tätigkeitsfelder einstellen können.

- **Theorie/Methodik:** Hierzu gehört die Kenntnis grundlegender Theorien und Methoden in der Behindertenarbeit.
- **Partnerschaft:** Die partnerschaftliche Beziehung zum Menschen mit Behinderung steht im Vordergrund.
- **Kooperation:** Die förderliche Kooperation mit Kollegen auch anderer Berufsgruppen setzt die
- **Findung der eigenen beruflichen Identität** voraus. Diese ist wieder eng verbunden mit
- **Persönlichkeitsentwicklung:** der offenzuhaltenden Weiterentwicklung der eigenen Persönlichkeit.

Auch in der Heilerziehungspflege hat sich eine stufenweise aufeinander aufbauende Vorgehensweise bewährt. Je nach Ausbildungskonzeption der jeweiligen Fachschule werden auch hier Schwerpunkte in den einzelnen Ausbildungsjahren festgelegt.

1. Ausbildungsjahr: Die Einführung in die zahlreichen Themenbereiche der Arbeit im ersten Ausbildungsjahr (z. B. über Praxis- und Anleitungsproben, Praktika und Hospitationen) mit dem Ziel, die verschiedenen Aspekte der Alltagsgestaltung kennen zu lernen.

2. Ausbildungsjahr: Die Planung und Durchführung von längerfristigen Fördervorhaben mit einzelnen oder einer kleinen Gruppe von behinderten Menschen, um in einem Prozess der kontinuierlichen Begleitung einerseits die Bedürfnisse des zu Betreuenden sehen zu lernen und andererseits die Selbstwahrnehmung zu schulen.

3. Ausbildungsjahr: Das Kennenlernen weiterer Arbeitsbereiche und die Wahrnehmung besonderer Aufgaben im 3. Ausbildungsjahr (z. B. über Anleitungsassistenzen, Hospitationen, Verwaltungspraktika, Teambesprechungen und Gespräche mit Fachdiensten).

5.2.3 : Zielvorgaben als Angebot der Praxisstelle

Umgekehrt kann durch Zielvorgaben der Praxisstelle die Auswahl und Organisation eines Einsatzortes entsprechend dem Ausbildungsstand des Schülers vereinbart werden. Schule und Schüler können sich detailliert über die gegebenen Lernmöglichkeiten informieren, Schwerpunkte herausgreifen, Praxiserfahrungen gezielt ergänzen bzw. vertiefen.

Praktischer Lernzielkatalog eines Gerontopsychiatrischen Pflegeheimes

Nach zwei Vorlagen erarbeitet, die im Deutsch-ordens-Fachseminar, Köln, Leitung Frau Adelheid Weller, in Praxisanleiterkursen erstellt wurden.

Der Praktikant kann bei uns …

1. die am Bewohner orientierte aktivierende Beziehungspflege kennenlernen;

2. für die spezielle Sichtweise der Bedürfnisse der Bewohner einer Gerontopsychiatrie sensibilisiert werden;

3. die Wichtigkeit der Pflegeplanung kennenlernen;

4. die Umsetzung der Pflegeplanung und den damit verbundenen Einsatz des Dokumentationssystems erlernen;

5. lernen, mit abstrakten Begriffen wie „aggressiv, tobsüchtig" und dergleichen behutsam und verantwortlich bei der Berichterstattung umzugehen;

6. lernen, die präsentierte Persönlichkeit des Bewohners und die Angaben der Anamnese in Relation zu setzen;

7. die Formulierung kurzer, knapper, nicht wertender Berichte kennenlernen und nach Einarbeitung selbständig vornehmen;

8. die Beziehungspflege mit ihren Grenzen, Nähe/Distanz und auch Verlusten erleben und erlernen;

9. die Begleitung Sterbender miterleben – im Team, alleine und mit anderen Bewohnern – und persönliche Rückschlüsse ziehen;

10. sich auseinandersetzen mit scheinbar würdelosen Situationen von Bewohnern (z.B. Essen von Kot);

11. lernen, den Bewohner als Persönlichkeit zu respektieren, (z.B. auch bei Kontinenzverlust);

12. erlernen, Verständnis und angemessene Reaktionen auf das Verhalten der Bewohner zu zeigen;

13. lernen, Tatenlosigkeit für sich hinzunehmen;

14. noch vorhandene Restfähigkeiten des Bewohners erkennen, unterstützen und evtl. reduzierte wiederherstellen lernen;

15. die Grundpflege unter Berücksichtigung der aktivierenden Pflege in angemessener Nähe und Distanz kennenlernen und durchführen;

16. lernen, sich einzugestehen und auch mal zu sagen: „Ich kann heute nicht!";

17. lernen, mit den bei uns vorhandenen Hilfsmitteln umzugehen und deren Sinn zu verstehen;

18. die Versorgung und Pflege der Kleider, der Wäsche, der Tiere, mit und ohne Bewohner, eigenständig vornehmen;

19. die verschiedenen Krankheitsbilder mit ihren Behandlungen, Maßnahmen und Medikamenten kennenlernen;

20. mit den Ärzten über die Behandlung sprechen;

21. sensibel werden für persönliche Anliegen des Bewohners und sie ihm zu erfüllen helfen, soweit es möglich ist;

22. die Problematik kennenlernen, die Barbetragsverwaltung im Sinne des Bewohners zu gestalten;

23. die große Anzahl der Angebote des Hauses kennenlernen und nutzen;

24. lernen, den Tag mit und für den Bewohner zeitlich so zu strukturieren, dass der Bewohner die Möglichkeit hat, sich daran zu orientieren;

25. erfahren, wie Beschäftigungstherapie speziell auf psychisch kranke Menschen umsetzbar ist;

26. lernen, eigenverantwortlich kleine Feste vorzubereiten und durchzuführen;

27. mit Bewohnern Ausflüge machen;

28. Bewohner zum Einkaufen kleiner persönlicher Dinge anregen und begleiten (z.B. Blumen, Zeitung, Schokolade);

29. den Bewohner zum Arzt oder zur hl. Messe begleiten;

30. Sterbebegleitung im Rahmen seiner persönlichen Annahmebereitschaft wahrnehmen und einüben.

Aus: DBVA Information, Heft 5 (1990).

5.3 ⋮ Lernvereinbarungen ebnen den Lernweg

Jeder Schüler bringt seinen ganz individuellen Lernbedarf mit, den der Praxisanleiter durch Befragen und genaue Beobachtung des Schülers einschätzen lernt. Eine Klippe bei der genauen Ermittlung des Lernbedarfs können Wahrnehmungsfehler beim Anleiter (s. 3.2, S. 30 f), aber auch eine unrealistische Selbsteinschätzung des Schülers sein.

Ausgehend von den Lernzielen und in Anpassung an den Lernbedarf des Schülers sollen für die Arbeit von Schüler und Anleiter klare Lernvereinbarungen getroffen werden. Das heißt, Anleiter und Schüler besprechen, woran der Schüler arbeiten wird. Dabei werden ganz konkrete Aufgaben entwickelt.

B *Ein Negativbeispiel: Nach dem mehrwöchigen Blockunterricht zu Ausbildungsbeginn, in dem die Schüler die ersten AEDLs (Aktivitäten und existenzielle Erfahrungen des Lebens) theoretisch kennengelernt hatten, begann der erste Praxiseinsatz. Anne ging, begleitet von einem Unterrichtspfleger, auf Station. Sie hatte die Aufgabe, eine Patientin bezüglich der ihr bekannten AEDLs zu betreuen und darüber zu berichten. So weit, so gut. Nur als sie dann vor der Patientin stand, hatte sie keinen blassen Schimmer, was sie eigentlich machen sollte. So hilflos und unsicher hat sie sich in den ersten Praxiseinsätzen häufiger gefühlt. (Eva-Maria Krampe: Anne Rocksloh, Krankenpflegeschülerin)*

Annes theoretische Unterrichtseinheiten hatten sich umfassend auf die Aktivitäten und existenziellen Erfahrungen des Lebens (AEDLs) konzentriert. Als Lernziel für den ersten Praxiseinsatz hätte sich daraus das Durchführen können von pflegerischen Maßnahmen im Rahmen der AEDLs ergeben (s. 6.2, S. 71 f). Für Annes ersten Tag wäre es hilfreich gewesen, wenn daraus ein Teilziel gewählt und ihr eine überschaubare Aufgabe übertragen worden wäre. Sie hätte z. B. die Körperpflege der Patientin unter der Anleitung des Praxisanleiters durchführen und sich damit auf eine konkrete Aufgabe konzentrieren können. Die zu allgemein formulierte Aufgabe war für einen ersten Tag einfach zu komplex und Anne damit total überfordert. Zudem sind die Eindrücke am Anfang eines ersten Praxiseinsatzes besonders vielfältig, sodass ein Schüler oft froh ist, wenn er sich an einer klaren Aufgabenstellung festhalten kann.

Zugeschnitten auf den Stand des Schülers wird nicht nur über den Inhalt der Aufgabe, sondern auch über die Wege, wie er sich die entsprechende Kompetenz aneignen kann, gesprochen und Hilfestellungen vonseiten des Anleiters festgelegt. Durch das begleitende, immer wieder verlässlich einsetzende Feedback des Anleiters erfährt der Lernende, dass er nicht alleingelassen wird, wird aber auch immer wieder zu kritischer Selbstreflexion angeregt. Ausführliche Zwischengespräche geben dem Anleiter und dem Schüler Raum für eine Bilanz der bisherigen Arbeit, aus der dann die nächsten Lernschritte abgeleitet werden.

5.4 ⋮ Die Haltung des Anleiters – ⋮ Ideal ist, wenn der Schüler selbst darauf kommt

Z *Man kann einen Menschen nicht lehren, sondern ihm nur helfen, es in sich selbst zu entdecken. (Galileo Galilei)*

Der Anleiter als Lernprozessbegleiter muss also immer wieder die Grenzen für die Lernfreiheit des Schülers dessen momentaner bzw. mittlerweile erworbener Kompetenz anpassen. Sein Ziel ist es, den Schüler möglichst viel selbst erkennen zu lassen, da dies die beste Garantie dafür ist, dass etwas gelernt wird (Lernen durch Einsicht). Menschen, vor allem Erwachsene, tun sich im Allgemeinen schwer damit, Ratschläge und Lösungen von anderen anzunehmen und verbinden mit selbst entwickelten Problemlösungen positive Gefühle. Das Lernen durch Einsicht darf dabei freilich unter keinen Umständen mit Risiken für die betreuten Menschen verbunden sein, deren Bedürfnisse, wie schon mehrfach gesagt, auch in der Anleitungssituation immer an oberster Stelle stehen.

Der Anleiter wird also
- das Wohl des Patienten/Betreuten wahren und dies auch vermitteln,
- den Schüler sehr genau beobachten und das Beobachtete sachlich und präzise rückmelden,
- Fragen des Schülers als Möglichkeit nutzen, ihn zu kritischer Selbstreflexion und eigenständiger Lösungsfindung zu motivieren,

- viel mit dem Schüler besprechen, dabei klare Vereinbarungen treffen,
- konstruktive Rückmeldungen geben, Nachbesprechungen besonders wichtig nehmen,
- dem Schüler Freiräume lassen und ihn ermutigen,

- **und vor allem: selbst vorleben, was er vom Schüler erwartet.**

Anleitung zur Eigenständigkeit erfordert daher sicherlich nicht weniger, sondern mehr Einsatz des Anleiters.

5.5 ⋮ Der Anleiter als Vorbild – Lehren ohne Worte

B *„Zum Wichtigsten aus meiner eigenen Ausbildung gehört für mich die Erinnerung an zwei Stationsschwestern, die ich damals als Anleiterinnen erlebt habe. Vor allem die eine stand mir in meinem späteren Berufsleben immer wieder vor Augen. Dabei hat sie gar nicht viel mit mir geredet. Es war mehr ihre ganze Art. Wie sie war, wie sie mit den Patienten umging oder mit ängstlichen Angehörigen, das hat mich ungeheuer beeindruckt."*
(Eine Anleiterin in der Krankenpflege)

P *Anregung: Immer wieder sind wir in unserer Beschäftigung mit der Anleitungstätigkeit auf den Begriff „Vorbild" gestoßen. Erinnern Sie sich an Menschen, die Ihnen Vorbilder waren oder sind, was zeichnet(e) sie aus? Was nützen uns Vorbilder? Wann werden sie vielleicht auch gefährlich? Überlegen Sie sich vor dem Hintergrund dieser Gedanken, auf welche Weise Sie in Ihrer Anleitungstätigkeit „vorbildhaft" sein möchten. Wichtig auch hier wieder: Sich nicht überfordern!*

In den Ausführungen zur Anleiter-Schüler-Beziehung (Kap. 3) wurde die zentrale Rolle des Anleiters im Rahmen der Lernbiografie des Schülers anschaulich. Die Einwirkung des Anleiters auf das Lerngeschehen beim Schüler erfolgt in hohem Maße auf dem Wege der Kommunikation (Rückmeldung, Frage, Erklärung), zugleich aber auch mindestens genauso stark durch das Vorleben und einfache Vormachen bestimmter Handlungssequenzen oder -kompetenzen. Wie kann der Anleiter dieses Werkzeug des Vorbild-Seins so einsetzen, dass in bestmöglicher Weise soziale und andere Lernprozesse beim Schüler angestoßen werden?

5.5.1 ⋮ Sanftes Lernen

Lernen durch Vormachen

Das Lernen am Modell in seiner schlichtesten Form ist Teil des in Kapitel 7 (S. 80 ff) geschilderten „begleiteten Lernens": Der Anleiter macht etwas vor, der Schüler schaut zu und versucht das Gezeigte dann nachzumachen (Nachahmungslernen).

Lehren durch Vorleben

Doch darin erschöpft sich der pädagogische Einfluss des Anleiters bei weitem nicht. In gewisser Weise lebt er dem Schüler auch vor, was den Beruf des Alten-, Kranken- oder Heilerziehungspflegers ausmacht. Die Vorbildfunktion, die sich im einfachen Nachahmungslernen schon andeutet, wird in anderen Bereichen, etwa wenn es um den Umgang mit Betreuten, Angehörigen oder Mitarbeitern geht, ganz entscheidend. Dabei ist das Lernen am Modell eine besonders sanfte Form des Lernens, bei der der Lehrende nicht gezielt in das Verhalten des Lernenden eingreift, sondern ihn einfach durch das Vorleben eines vorbildhaften Verhaltens zu beeinflussen sucht. Er ist dafür die geeignete Person, denn: „Die Menschen, mit denen man häufig umgeht, bestimmen, welche Verhaltenstypen man häufig beobachten kann und demzufolge am genauesten lernen wird." (Bandura, 1976, S. 24)

Allein das Verhalten des Anleiters oder eines anderen Mitarbeiters bewirkt, dass im Schüler – manchmal noch nicht einmal bewusst – der Gedanke wächst, „so möchte ich es auch machen …"

Damit der Anleiter zum Modell für den Schüler werden kann, müssen bestimmte Voraussetzungen gegeben sein.

Gemeinsame Zeit für Anleiter und Schüler

Grundvoraussetzung (leider oft nicht in ausreichendem Maße gegeben) ist natürlich, dass das Modell für den Nachahmenden überhaupt zugänglich ist, dass ein Schüler also genügend Zeit mit dem Anleiter verbringt und die Bezugsperson nicht dauernd wechselt.

Ist diese Bedingung erfüllt, so wird das Folgende wichtig:
- Echtheit: Das Modell (der Anleiter) muss in seinem Verhalten echt sein.

- Positive Bezugsperson: Das Modell (der Anleiter) muss vom Nachahmenden (dem Schüler) persönlich und fachlich akzeptiert werden. Umgekehrt muss sich der Schüler vom Anleiter angenommen und gefördert fühlen.
- „Erfolg": Das Modell (der Anleiter) muss „erfolgreich" in den Augen des Nachahmenden (des Schülers) sein. Der Nachahmende sollte das Verhalten des Modells und/oder die Reaktionen der Umwelt darauf gut finden und mit seinen eigenen Wert- und Erfolgsmaßstäben verbinden können. Erfolg muss hier also nicht unbedingt äußerlich sichtbar werden, es kann auch eine innere Haltung sein, die der Nachahmende am Modell be-

wundert und sich auch zu eigen machen möchte! (S. Bsp.)

Sind diese Bedingungen weitgehend erfüllt, dann erweist sich das Modell-Lernen als eine der wirksamsten Lernarten überhaupt, die prägend für das ganze Berufsleben sein kann.

Z *„Was hindert uns eigentlich daran, das zu tun, was wir von den anderen erwarten?", fragte Herr Z.* (Kurtmartin Magiera)

P Anregung: Überprüfen Sie einmal, ob die genannten Voraussetzungen in Ihrem Anleiter-Schüler-Verhältnis erfüllt sind bzw. was Sie tun können, um sie zu erfüllen.

5.6 Motivation des Schülers – die goldene Mitte zwischen Über- und Unterforderung

Z *„Ich rate, lieber mehr zu können, als man macht, als mehr zu machen, als man kann, bis man so viel macht, wie man kann."* (Bertolt Brecht)

„Ich kann ja mehr als ich dachte." Damit Anleitung Freude macht, dem Anleitenden und dem Angeleiteten, müssen für beide Teile Fortschritte und Erfolge spürbar werden.

Anforderungsniveau erspüren. Vorbedingung für solche motivierenden Erfahrungen ist eine einfühlsame Begleitung, die den Schüler seinem Wissensstand und seinen pflegerischen und betreuerischen Fähigkeiten gemäß fordert, ohne ihn zu überfordern, was zwangsläufig zu Misserfolgserlebnissen für ihn führen würde – aber auch ohne ihn zu unterfordern, was seine Motivation rasch ersticken würde. Das Erspüren des „optimalen Anforderungsniveaus" (Heckhausen) für den Schüler ist eine wichtige und oft nicht einfache Aufgabe für den Anleiter.

Fähigkeiten erkennen. Ich muss mich als Anleiter genau über den Wissensstand des Schülers informieren und ihn bei der Arbeit beobachten, um zu sehen, welche besonderen Fähigkeiten er vielleicht gerade hier, in der Praxis, entfaltet. Beweist er ein besonderes pflegerisches Geschick, hat er „sanfte Hände"? Hat er auffallend großes Interesse an medizinischen Fragen? Liegen ihm administrative Aufgaben? Oder zeigt er eine besondere Begabung im sozialen Umgang mit den Betreuten? Suchen sie das Gespräch mit ihm, schütten sie ihm das Herz aus, bringt er sie zum

Lachen oder Erzählen? Gelingt es ihm, Bewohner zu Aktivitäten oder gemeinschaftlichen Unternehmungen zu motivieren? Fördert er auf geschickte Weise Selbstständigkeit? Oder kann er gut Nähe vermitteln? Kann er besser mit Gruppen umgehen oder liegt ihm mehr die Einzelbetreuung?

Begabungen entfalten. Wenn die Erkenntnisse aus diesen Beobachtungen gezielt in die Arbeitsaufgaben des Schülers mit aufgenommen werden, d.h., wenn ihm neben und innerhalb der normalen Arbeit immer wieder bewusst Bereiche zugewiesen werden, die ihm besonders liegen, dann erhält er die Möglichkeit, seine besonderen Begabungen weiterzuentwickeln – und damit auch positive Rückmeldungen von Betreuten, Kollegen und vom Anleiter zu bekommen.

Gezielt an Schwächen arbeiten. Gleichzeitig liefert die Beobachtung auch Anhaltspunkte dafür, in welchen Bereichen der Schüler besondere Förderung und Anleitung braucht, weil seine Fähigkeiten oder seine angeeigneten Fertigkeiten hier nicht so ausgeprägt sind: etwa, wenn er manuell nicht besonders geschickt ist. Eine solche besondere Förderung wird wiederum das Gesetz des Nicht-Über- und Nicht-Unterforderns berücksichtigen. So würde es einem im Umgang mit Gruppen nicht so sicheren Schüler bestimmt nicht weiterhelfen, wenn man ihn gleich eine größere Aktivität, etwa einen gemeinsamen Adventsnachmittag, planen und gestalten ließe. Er wäre überfordert, würde ängstlich und dadurch sicherlich noch weniger überzeugend als „Animateur". Sinnvoller wäre hier eine kurze Einheit mit nicht zu vielen Teilnehmern zu einem Inhalt, der den Betreuten bekanntermaßen Freude macht.

Genauso sinnlos wäre es, einen Schüler mit „zwei linken Händen" stumpfsinnig immer wieder Betten machen zu lassen, bis kein Fältchen mehr zu sehen ist. Ziel des Anleiters muss es vielmehr sein, mangelhaft ausgebildete Fertigkeiten des Schülers – deren dieser sich ja oft nur zu gut bewusst ist – behutsam und gezielt so zu fördern, sodass er immer mehr Sicherheit und damit auch Selbstvertrauen gewinnt (s. Beispiel „Bernd", 3.6, S. 44 ff). Zugleich sollten besondere Begabungen des Schülers erkannt und zugelassen werden, was vonseiten des Teams und des Anleiters Offenheit für Ideen und Vorschläge des Schülers verlangt.

Vom Schüler lernen. Dabei sollte der Anleiter auch offen sein für Eindrücke des Schülers, der, da er zunächst noch ganz unvoreingenommen mit den Betreuten umgeht, häufig ganz andere und neue Seiten an ihnen erlebt, auf die dann eventuell auch die anderen Mitarbeiter eingehen können.

Entlassung in die Selbstständigkeit. Schon zu Beginn der Anleitungssituation sollte der Anleiter sich bewusst machen, dass es sein eigentliches Ziel ist, sich überflüssig zu machen. Mit zunehmender Sicherheit des Schülers dürfen auch die Anforderungen an ihn wachsen, der Anleiter wird zum Ratgeber, der dem Schüler immer mehr Raum für Eigenständigkeit und Eigenverantwortung lässt. Das sollte auch in den Aussagen des Anleiters deutlich werden, der den Schüler bewusst in die Selbstständigkeit weist („Ich traue dir zu, dass du das schaffst."). Die Frage: „Meinst du, das schaffst du wirklich schon alleine?" dagegen bindet den Schüler an den beschützenden Anleiter, der seine (Eltern-)Rolle nicht loslassen kann (s. 2.6, S. 22 f; 3.3, S. 33 f).

Der Schüler, der seine Befriedigung zunächst stark aus der Anerkennung des Anleiters bezog, gewinnt sie in wachsendem Maße aus seiner zunehmenden Eigenkompetenz.

P *Anregung: Versuchen Sie einmal, Ihre „Lernprozessbegleitung" nach der folgenden Vorgabe zu strukturieren, bzw. Ihr übliches Vorgehen zu reflektieren:*
Schritte der Lernprozessbegleitung (nach Bauer et al. 2006, S. 69).
1. Lernziele klären, individuellen Lernbedarf feststellen.
2. Lernwege entwickeln und Lernvereinbarungen treffen.
3. Lernaufgaben entsprechend der Lernvereinbarung auswählen, für das Lernen aufbereiten und an den Lernenden übergeben.
4. Das Lernen beobachten und unterstützen, über Lernklippen hinweghelfen.
5. Auswertung.

Tab. 5.1 ⋮ Formblatt zur Lernprozessbegleitung

Formblatt zur Lernprozessbegleitung
vorgegebenes Lernziel:
beim Schüler vorhandener Lernbedarf:
Lernvereinbarung:
Einzelaufgabe(n) innerhalb der Lernvereinbarung:
Beobachtung:
Auswertung:

6 | Raum zum Lernen –
Rahmenbedingungen für Praxisphasen

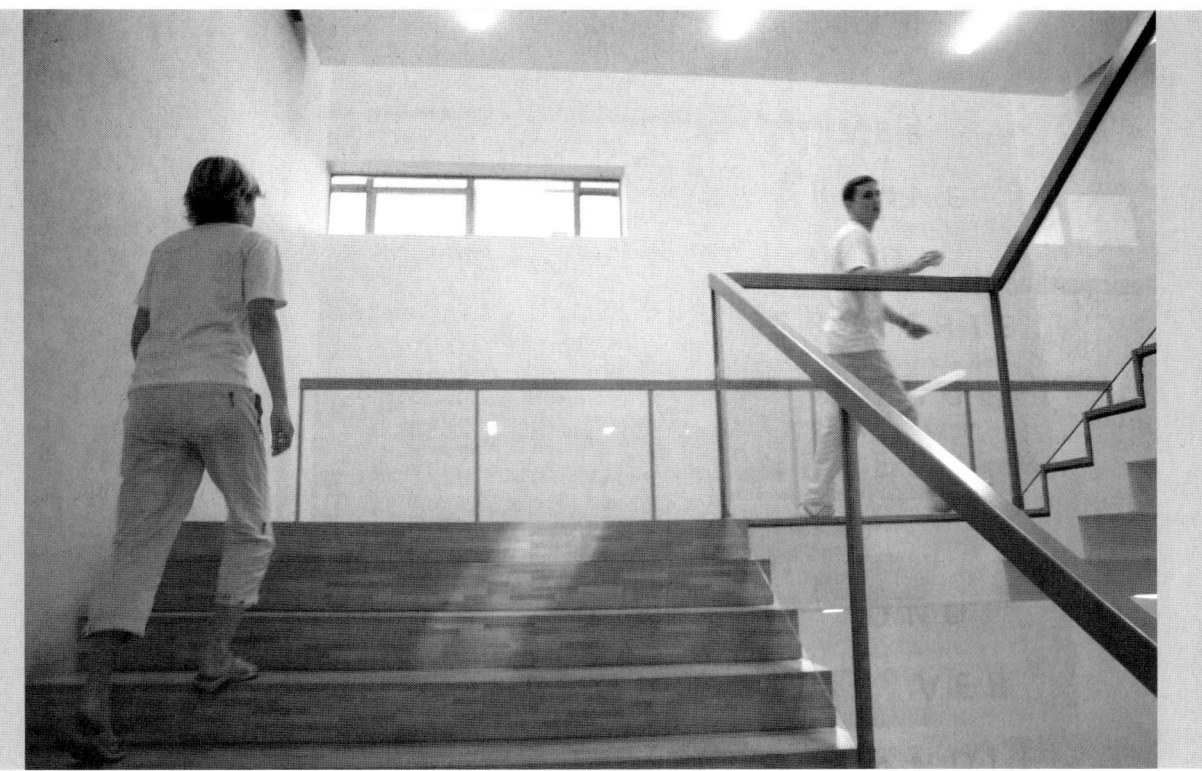

Überblick

6.1 ⋮ Lernen muss organisiert werden

„Eigentlich kann man gar nicht ‚ausbilden'. Das, was man gemeinhin ‚Ausbilden' nennt, besteht darin, Situationen zu schaffen, in denen der Lernende sich selbst ausbilden kann." (Bauer et al. 2006, S. 64)

Eben dies, das Schaffen von Lernsituationen, erfordert allerdings einigen organisatorischen und planerischen Aufwand, damit das Lernen und Anleiten selbst dann umso natürlicher und ungehinderter ablaufen kann.

6.1.1 ⋮ Organisation durch die Schule

Neben der Absprache und Festlegung von Ort und Dauer des Schülereinsatzs organisieren die Schulen die Besuche des Fachlehrers oder Praxisbegleiters in der Pflegeeinrichtung – in Baden-Württemberg z.B. mindestens dreimal im ersten und zweiten Schuljahr und mindestens zweimal im dritten Schuljahr. Außerdem laden die Schulen die Anleiter und alle an der praktischen Ausbildung beteiligten Personen in regelmäßigen Abständen in die Schule ein. Dort findet ein Austausch von Erfahrungen statt, aufgetretene Probleme werden besprochen und evtl. neue Maßnahmen gemeinsam vereinbart. Die Schulen sind auch federführend für alle zur praktischen Ausbildung gehörenden schriftlichen Unterlagen und Vorgänge wie z.B.:

- Nachweise über die theoretischen Lerninhalte im vorausgegangenen Theorieblock,
- Überwachung des Praxishandbuches/Praxisordners/Studienbuches des Schülers,
- Aufgabenstellung und Durchsicht von Pflegeberichten, Entwicklungs- und Förderberichten,
- Erstellen von Protokollen bei Praxisbesuchen, Prüfungen,
- Fehlzeitenregelungen usw.

6.1.2 ⋮ Organisation durch die Praxisstelle

Die Praxisstellen übernehmen die Aufgabe, den Schüler während der einzelnen Praxiseinheiten sei-

Tab. 6.1 ⋮ Inhaltliche Schwerpunkte der Theorie- und Praxisblöcke

Lernort Schule	Lernort Praxis
… organisiert gemeinsame Absprache der Lernziele und -inhalte für die einzelnen Blöcke.	… beschreibt praktische Lernziele.
… vermittelt Hintergrundwissen für praktisches Handeln, hilft Schülern bei der Einsicht, warum so gehandelt werden muss.	… bietet ein praktisches Übungsfeld zum Umsetzen theoretischen Wissens.
… regt zu Diskussionen über pflegerisches Verhalten an und gibt Orientierung in sozialen Fragen.	… bietet ein soziales Übungsfeld zum Aufbau von pflegerischen Beziehungen, zur Balance zwischen „Distanz und Nähe".
… führt in bestimmte Pflegetechniken ein und bietet Übungsmöglichkeiten (z.B. an der Puppe).	… lässt den zu Betreuenden/zu Pflegenden mit seinem biografischen Hintergrund zum Mittelpunkt aller Beobachtungen und praktischen Maßnahmen werden.
… ist wichtiger Gesprächspartner für Fragen und Probleme, auch während der Praxisblöcke.	… bietet Gelegenheit, in der Begleitung durch den Anleiter professionelles Handeln zu erlernen und einen Überblick über die Pflege- und Betreuungswirklichkeit zu gewinnen.
… gibt Hilfestellung bei der Aufarbeitung negativer Erfahrungen, bleibt Partner für alle Fragen während der gesamten Ausbildung.	… ermöglicht durch Einzeldemonstrationen eine individuelle Ergänzung der praktischen Lerninhalte nach dem Lehrplan.

nem Ausbildungsstand entsprechend einzusetzen und seine praktische Ausbildung zu fördern. Sie organisieren seine Einführung in den geeigneten Arbeits-/Betreuungs-/Pflegebereich und sorgen für seine Begleitung durch eine entsprechend vorgebildete Fachkraft. Zu den allgemeinen Vorbereitungen der Praxisstellen gehört auch die Planung von Gesprächsterminen mit dem Schüler und mit dem

Praxisbegleiter der Schule. Dabei hat es sich bewährt, mindestens drei „offizielle" Termine zu vereinbaren (s. 1.6, S. 9); „inoffizielle" Gespräche zwischen den Beteiligten finden in der Regel ohnehin bei Bedarf statt. Auch für Schüler, die in dieselbe Pflege- oder Wohngruppe zurückkehren, sollte ein Vorgespräch vor Wiederaufnahme der Arbeit eingeplant werden.

6.2 : Der erste Praxiseinsatz – gute Vorbereitung sichert den Erfolg

Das Zusammenspiel der beiden Lernorte Schule und Praxis ist unterschiedlich organisiert. Eine praxisbegleitende Ausbildungsform, bei der der Schüler ähnlich wie in anderen Berufsausbildungen jeweils an einem bis drei Tagen in der Woche theoretischen Unterricht hat und an den anderen Tagen in der Praxis tätig ist, findet sich häufig an Einrichtungen mit angeschlossener Ausbildungsstätte, etwa an Kliniken mit integrierter Krankenpflegeschule. Genauso häufig, vor allem in Alten- und Heilerziehungspflege, ist jedoch eine Trennung in Schul- bzw. Seminar- und Praxisblöcke von jeweils mehrwöchiger Dauer. Es hat sich dabei bewährt, die Praxisphasen nicht zu kurz zu bemessen, damit der Schüler in Beziehung zu Betreuten und Kollegen treten kann und auch Routine kennenlernt. Im Folgenden wird stärker auf diese zweite Organisationsform Bezug genommen, die auch bei Fremdpraktika gebräuchlich ist.

6.2.1 : Vorbereitung einer : Praxisphase

Vor Beginn eines Praxisblockes sind zwischen dem Vertreter der Schule, dem Vertreter der Einrichtung (Pflegedienstleiter/Heimleiter) und dem Anleiter Absprachen notwendig, die der gegenseitigen Orientierung dienen und einen möglichst reibungslosen Verlauf der praktischen Ausbildung sichern. Inhalte der Absprachen:

- Name des Schülers, seine persönliche Situation (soweit für die Ausbildung relevant),
- sein Wissensstand und seine berufspraktischen Erfahrungen,
- Beginn und Dauer der Praxisblöcke,
- besondere Ausbildungsvereinbarungen im Einzelfall, Information über geplante Fremdpraktika,
- besondere Interessen, aber auch Schwachpunkte des Schülers,

- Lernangebote der Praxisstelle,
- Termine für Praxisbesuche durch den Praxisbegleiter der Schule,
- Leistungsnachweise und Prüfungstermine,
- Termin für das Vorstellungs- bzw. Wiederaufnahmegespräch.

Auch „Rückkehrer" müssen sich neu informieren

Aus der Tatsache, dass bei vielen Pflege-Ausbildungen die Schüler mehrfach in dieselbe Pflege-/Wohngruppe zurückkehren, ergibt sich eine weitere Problemstellung: Schüler und Pflege-/Wohngruppe haben sich unabhängig voneinander verändert bzw. entwickelt. Dennoch ist häufig auf beiden Seiten die Erwartung da, dort anzuknüpfen, wo man aufgehört hat. Dies ist jedoch nur in begrenztem Umfang möglich. Auch bei diesen „Rückkehrern" ist deshalb eine neue Orientierung und Eingewöhnung nötig, besonders wenn in der Zwischenzeit größere Veränderungen eingetreten sind. Rückkehrer sollten nicht gleich in den normalen Arbeitsablauf eingespannt werden, sondern kurz über Neugelerntes berichten und Erwartungen äußern können, wie auch das Team über Veränderungen berichten und seine Erwartungen im Blick auf den Lernzuwachs formulieren sollte.

Bei der Organisationsform mit Schultagen ist eine gute erste Vorbereitung nötig, danach arbeitet der Schüler, außer bei Fremdpraktika oder einem gewünschten Wechsel, eine längere Zeit seiner Ausbildung kontinuierlich im selben Team. Sein Problem ist also eher der ständige, sehr rasch erfolgende Wechsel zwischen den beiden Lernwelten, der vor allem am Anfang und am Ende der Ausbildung, im Prüfungsstress, von vielen Lernenden als überfordernd erlebt wird.

6.2.2 Das Vorgespräch vor dem ersten Praxiseinsatz

Für alle Beteiligten, besonders aber für den Schüler ist es hilfreich, wenn die erste Begegnung, das erste Gespräch in einer ruhigen Atmosphäre und ohne Zeitdruck vor dem eigentlichen Praxiseinsatz erfolgen kann. Die Erfahrung zeigt, dass es besser ist, wenn zunächst nicht mehr als zwei Personen das Gespräch mit dem Schüler führen. Eine größere Gruppe könnte den „Neuen" verunsichern und hemmen. Hilfreich ist auch, wenn schon zu diesem Zeitpunkt ein schriftlicher Nachweis über den Ausbildungsstand bzw. Lernzuwachs des Schülers aus dem vergangenen Theorieblock vorliegt und die Lernziele bekannt sind. Der nachfolgende Vorschlag für Inhalte und Gestaltung eines Vorgespräches wurde von einer erfahrenen Anleiterin ausgearbeitet:

Vorschlag einer Anleiterin aus der Altenpflege

Der Pflegedienstleiter oder der Praxisanleiter empfängt den neuen Schüler und begleitet ihn zur Pflegegruppe. Es folgt ein erster Austausch über den Ausbildungsstand des Schülers und über die gegenseitigen Erwartungen mit dem Stationsleiter und/oder dem Praxisanleiter. Bei einer zwanglosen Tasse Kaffee entspannt sich die Gesprächsatmosphäre, die ersten Hemmungen und Ängste des Schülers lösen sich und eventuell vorhandene (gegenseitige) Vorbehalte werden leichter abgebaut.

Konkrete Besprechungspunkte:
- die Zielsetzung des Hauses,
- Kenntnisstand und Erfahrungen des Schülers (anhand eventuell vorhandener Protokolle),
- Erwartungen und Wünsche des Schülers und der Einrichtung,
- Arbeitszeitregelung,
- Hinweis auf die Schweigepflicht,
- Größe der Wohn- oder Pflegegruppe, räumliche Orientierungshilfen,
- Tagesablaufgestaltung,
- Besprechungstermine,
- Pflegeorganisation (z.B. Zimmer- oder Gruppenpflege),
- Beschaffung der Dienstkleidung,
- Versicherungsfragen,
- Hinweis auf Literatur, schriftliche Unterlagen, z.B. Dokumentationssysteme, Standards.

Eine Informationsmappe über die Einrichtung, ihre Betreuungskonzepte und Ziele können das Gespräch ergänzen und abkürzen.

Wesentliche Vereinbarungen und Ziele sollten schriftlich festgehalten werden, wie z.B. Tätigkeiten, die vom Schüler bereits erfolgreich durchgeführt wurden (bestimmte Pflegemaßnahmen, Organisation von Festen usw.). Dies dient zugleich der Information für das ganze Team und kann bei der nachfolgenden Verteilung der Aufgaben berücksichtigt werden (s. S. 77 Vorgesprächsprotokoll).

6.2.3 Informationen für die Wohn- oder Pflegegruppe

Innerhalb der Wohn- oder Pflegegruppe müssen vor Beginn der Praxisphase ebenfalls verschiedene Fragen geklärt und Informationen übermittelt werden:
- Beginn des Praxiseinsatzes zu einer günstigen Zeit (z.B. am Ende der Schichtübergabe oder zum Mitarbeiterfrühstück),
- besondere Ausbildungsvereinbarungen im Einzelfall,
- Name, persönliche Situation, Wissensstand und berufspraktische Erfahrungen des Schülers,
- Lernziele und besondere Interessen des Schülers, insbesondere in Bezug zum anstehenden Praxisblock,
- Planung des ersten Arbeitstages,
- Absprachen über Lernmöglichkeiten,
- Kennenlernen unterstützender Arbeitsbereiche (z.B. Hauswirtschaft, Werkstattbereich),
- Zugang zu den Informationssystemen,
- Regelung der Dienstzeiten,
- Gesprächstermine und Abschluss des Praxisblocks.

Der Anfang ist besonders prägend

Alle Eindrücke und Erlebnisse im ersten Praxisblock (in der Regel nach dem ersten Theorieblock) sind für Schüler besonders prägend, daher muss hier bewusst und sorgsam vorgegangen werden

„Die Erinnerung an den ersten Tag ist für alle Berufsangehörige, auch für diejenigen mit vielen Jahren Berufserfahrung, noch gegenwärtig wie gestern" (Christine Sowinsky).

Für einen guten Anfang in der Praxis sollten deshalb neben der zeitlichen Organisation auch emotionale Aspekte (z.B. Mitleid, Angst, Ekel) berücksichtigt werden. Begegnungen der Schüler mit psychisch oder körperlich Schwerkranken oder die Konfrontation mit großen Wunden (z.B. Dekubiti) sollten nach Möglichkeit nicht schon in den ersten Tagen unvorbereitet erfolgen. Wo es sich nicht vermeiden lässt – wenn es z.B. bei einem psychisch kranken Bewohner zu einer akuten Krise mit Fremd- oder Autoaggression kommt –, muss unbedingt danach mit dem Schüler gesprochen werden. Er darf ein solches Schockerlebnis nicht unbesprochen mit nach Hause nehmen (s. 3.6, S. 42 f).

6.3 : Ins Lernen hineinfinden

6.3.1 : Keine Überforderung am Anfang

Während der ersten Tage ist die intensive Begleitung des Schülers durch den Anleiter besonders wichtig, da eine Fülle von Eindrücken auf ihn einstürmt und viele Fragen dabei entstehen. Es empfiehlt sich daher, die ersten Begegnungen mit den Bewohnern/Patienten und allgemeine Informationen über den Pflegebereich/die Wohngruppe nach Möglichkeit auf mehrere Tage zu verteilen.

Beziehungsorientierte Pflegesysteme (Gruppen- oder Zimmerpflege im Gegensatz zur Funktionspflege) erleichtern grundsätzlich die Einführung. Der Schüler erlebt dabei eine ganzheitlich orientierte Betreuung und fühlt sich miteinbezogen. So könnte es z.B. bei der Zimmer- oder Gruppenpflege genügen, den Schüler am ersten Tag nur mit einem Teil der Bewohner/Patienten bekannt zu machen und ihm nur die Räumlichkeiten des eigenen Wohn- und Pflegebereichs zu zeigen, in dem er arbeiten wird. An den folgenden Tagen wird er dann für weitere Informationen, wie z.B. die anderen Bereiche der Einrichtung, wieder aufnahmefähiger sein.

Die beiden nachfolgenden Berichte von zwei Schülerinnen zeigen die Bedeutung eines „guten Starts":

B *Bericht 1: „Ein guter Start"*
„Als ich zum ersten Mal morgens ins Heim kam, hat mich eine Altenpflegerin angesprochen und auf meine zukünftige Station begleitet. Dort trafen wir dann meine Anleiterin, die mich freundlich empfing und mit meinem Namen ansprach. Sie ging mit mir ins Stationszimmer und stellte mich den anderen Mitarbeitern vor. Es war gerade Frühstückspause, für mich war sogar auch schon gedeckt. Das hat mich sehr gefreut. Da war meine größte Angst schon vorbei ..."

B *Bericht 2: „Ein schwieriger Start"*
„An meinem ersten Arbeitstag im Heim hatte keiner Zeit für mich. Die Pflegekräfte eilten von Zimmer zu Zimmer, im Flur standen überall Wäschewagen und Putzgeräte. Da ich nicht wusste, was ich tun sollte und weil ich mich genierte, untätig dazustehen, ging auch ich geschäftig den Flur auf und ab, so, als ob ich viel zu tun hätte ... Wissen Sie, ich komme aus einem Geschäftshaushalt, da muss jeder anpacken ..."

Bericht 1 zeigt, wie eine gute Vorbereitung und entsprechende Signale für den Schüler (z.B. mit Namen ansprechen) den Weg für das zukünftige Lernen ebnen können, während die Schülerin in Bericht 2 dem Verlauf ihres Einsatzes bestimmt noch mehr verunsichert entgegensieht. Beide Berichte aus der Praxis bestätigen die „Schlüsselfunktion" des ersten Arbeitstages und rechtfertigen damit den Aufwand für die sorgfältigen Vorbereitungen eines guten Beginns.

6.3.2 : Planung eines ersten Arbeitstages

Das folgende Beispiel für die Planung eines ersten Arbeitstages wurde von Pflegekräften der Altenpflege im Rahmen einer Fortbildungsveranstaltung entwickelt.

Manche Einrichtungen bevorzugen grundsätzlich den Beginn am Nachmittag (Spätschicht), weil der größere Arbeitsanfall des Tages in der Regel dann getan ist und daher mehr Zeit und Ruhe für die Einführung des neuen Schülers gegeben ist. Da sich an die Spätschicht-Woche meist auch der Wochenend-Dienst anschließt, ist der Schüler dann in der meist „personalärmeren" Zeit am Wochenende schon einigermaßen mit seinem Praxisfeld vertraut. Er kommt auch besser allein zurecht, wenn der Anleiter wenig Zeit für ihn hat.

Tab. 6.2 ⋮ Planung eines ersten Arbeitstages

	Frühschicht
8.00	Dienstbeginn für den Schüler, Begrüßung durch den Anleiter, kurze Information über die erste Pflegemaßnahme.
8.15	Anleiter und Schüler gehen zusammen in ein Zweibettzimmer. Vorstellung des Schülers. Hilfestellung beim Aufstehen und bei der Körperpflege am Waschbecken. Der Schüler schaut zu (mit Einverständnis der zu Pflegenden) und macht bei Bedarf kleinere Handreichungen.
9.00	Mitarbeiterfrühstück, Kontakt mit dem Team.
9.30	Ganzwaschung eines Heimbewohners mit Prophylaxen im Bett.
10.15	Aufräumarbeiten, Bettenmachen, Einsicht in Pflegestandards und Dokumentationssysteme.
11.00	Vorstellung und Gespräch des Schülers mit Heimbewohnern.
11.30	Verteilung und Hilfestellung beim Mittagessen.
12.15	Toilettengang und Hilfestellung beim Zubettgehen.
13.00	Übergabe.
13.30	Dienstschluss und Gespräch mit dem Schüler über erste Eindrücke.
	oder Spätschicht
13.00	Dienstbeginn, Begrüßung des Schülers und anschließende Dienst-Übergabe.
13.30	Anleiter und Schüler geben (nach Vorstellung des Schülers) Heimbewohnern Hilfestellung beim Aufstehen, Begleitung in den Aufenthaltsraum, Hilfestellung beim Kaffeetrinken, Gespräche des Schülers mit einzelnen Heimbewohnern.
15.00	Spaziergang mit einem Heimbewohner (eventuell mit Rollstuhl).
15.30	Rundgang durch den Pflegebereich, Funktionsräume, Einsicht in Pflegestandards und Dokumentationssysteme.
16.30	Abendessen vorbereiten, austeilen, Hilfestellung geben beim Essen.
17.30	Ausklang des Tages (Singen, Vorlesen).
18.30	Hilfestellung beim Zubettgehen der Heimbewohner.
19.00	Übergabe an die Nachtwache, Gespräch mit dem Schüler über erste Eindrücke.

Zwischenzeiten nützen

In der Praxis hat sich gezeigt, dass eine (grobe) Zeitplanung in den ersten Tagen grundsätzlich hilfreich sein kann, dass sich aber trotzdem immer wieder Zeitlücken ergeben können, die sinnvoll und flexibel genützt werden wollen. Es sollte daher vorher überlegt werden, wie der Schüler in solchen Zwischenzeiten sinnvoll beschäftigt werden könnte: Vielleicht freut sich ein Heimbewohner über einen kurzen Spaziergang?

Wenn eine detaillierte Zeitplanung (besonders in den folgenden Tagen) zu umständlich erscheint, dann sollten zumindest zeitliche „Eckdaten" mit dem Schüler abgesprochen werden, an denen sich Anleiter und Schüler sicher wieder begegnen und neu absprechen können, z.B. „... bis zum Frühstück um 8.00 Uhr..."

Dienstliche Besprechung als wichtige Informationsquelle

Übergaben, Dienst- und Teambesprechungen sind eine günstige Gelegenheit für den Schüler, Kollegen zu begegnen, den Arbeitsablauf nochmals zu reflektieren bzw. kommende Aufgaben abzusprechen und Informationen auszutauschen. Hierbei kann er zusätzliche relevante Hintergrundinformationen bekommen und manche seiner Beobachtungen besser zuordnen, besonders wenn er die Beobachtungen anderer Mitarbeiter einbezieht.

Die Gestaltung aller dienstlichen Besprechungen, Raum, Atmosphäre, Umgang der Teilnehmer untereinander, Wortwahl bei den Berichten über die zu Betreuenden, spiegeln das Betreuungsverständnis der Gruppe wider und beeinflussen auch die Lernentwicklung des Schülers.

Wichtig ist auch hier, den Schüler von Anfang an einzubeziehen, ihn zu ermuntern, Fragen zu stellen und über seine Beobachtungen und seine Erlebnisse zu sprechen. Der Anleiter muss dabei teilweise die Initiative ergreifen und auf den Schüler zugehen, um herauszufinden, was ihm schwer fällt, bzw. „wo der Schuh drückt". Fragen zeigen dem Anleiter, wo der Schüler steht! Er kann zugleich feststellen, ob er genau hinhört, ob er sich unter Druck fühlt und eventuell meint, „er müsste schon alles können". Ein kurzes Abschlussgespräch bei Dienstende kann verhindern, dass er seine Ängste mit nach Hause nimmt.

6.3.3 Wichtige Informationen für den Anfang

Um sich von Anfang an gut in seinen Arbeitsbereich einleben zu können, muss der Schüler über folgende Punkte Bescheid wissen:

- Wer ist Ansprechpartner bei Unsicherheiten/Fragen?
- Tagesablauf und Pausenregelung.
- Wer ist wofür zuständig?
- Orientierungshilfen wie Anschlagtafeln, Listen, Pflegestandards und Dokumentationssysteme, Funktionsräume,
- Ver- und Entsorgung von Pflegematerial,
- Umkleidemöglichkeiten für Personal,
- Mahlzeitenregelung, Essensmarken,
- Schlüssel,
- Umgang mit Geschenken,
- Brandschutzmaßnahmen, Notfälle.

In den folgenden Tagen und Wochen wird der Schüler entsprechend seinem Wissensstand und praktischen Lernzuwachs schrittweise in den normalen Arbeitsablauf und in die Verantwortung eingebunden. Ziel des Anleiters ist es ja, sich entbehrlich zu machen. Deshalb wird er für jeden Schüler individuell entscheiden müssen, wann und bei welchen Maßnahmen er ihn mitarbeiten, unter Beobachtung allein arbeiten und nachfolgend selbstständig werden lassen kann (s. 5.6, S. 65 f). Häufig erfordert jedoch einfach die aktuelle Situation ein schnelleres Übertragen von Pflichten und Verantwortung als zunächst geplant. Dies kann ein Ansporn für den Schüler sein und sich positiv auswirken, wichtig ist nur, dass er sich dabei nicht selbst überschätzt, Sicherheit vortäuscht und der zu Pflegende/zu Betreuende darunter leiden muss.

Durch Beobachten beim Begleiten und eigenständiges Handeln wächst der Schüler in die Realität des Betreuungs- und Pflegealltags hinein und beginnt, Zusammenhänge zu verstehen. Er versucht mitzudenken und mitzugestalten, lernt den Einsatz von Pflegestandards und Dokumentationssystemen kennen und schätzen. Er bringt bei der gemeinsamen Pflegeplanung seine Beobachtungen und seine Anregung für Fördermaßnahmen mit ein.

6.4 Das Zwischengespräch

Das schon bei Praxisbeginn fest vereinbarte Zwischengespräch gibt Gelegenheit, über den Lernzuwachs des Schülers zu sprechen, über seine Eingliederung in die Gruppe und über seinen Umgang mit den zu Betreuenden und/oder Kranken. Ihm muss dabei Gelegenheit gegeben werden, seine Leistungen selbst einzuschätzen, sein Selbstbild mit der Beobachtung der Mitarbeiter in Übereinstimmung zu bringen.

Zu klären ist außerdem:
- Klappt die Zusammenarbeit zwischen Schüler, Anleiter, Pflegeteam?
- Wie gestalten sich die Anleitungsbedingungen?
- Muss eine Verhaltensänderung angesprochen werden?
- Wurde ein Teil der Lernziele schon erreicht?
- War das Vorgehen bisher richtig, die Erklärungen verständlich?

- Können standardisierte Maßnahmen schon delegiert werden?
- Gibt es persönliche Fragen, Probleme, Wünsche?
- Was soll für den Rest der Praxisphase eingeplant werden?
- Wo gibt es Hilfen zum Lernen, Bücher, schriftliche Unterlagen?
- Wann und wo gibt es Gelegenheit zum Üben?

Hilfreich sind:
- sachliche, konkrete und konstruktive Kritik,
- gemeinsames Erarbeiten von Strategien zur Veränderung von kritischen Punkten,

- positive Rückmeldungen,
- Notizen als Gedächtnisstützen.

Der Schüler soll nach dem Gespräch wissen, was
- unbedingt zu verändern ist,
- noch entwicklungsfähig ist,
- gut und auf dem Niveau zu halten ist.

Neben den „offiziellen" Gesprächen sollte es zwischen Anleiter, Schüler und Team einen ständigen Austausch über gegenseitige Erfahrungen und Beobachtungen geben. Damit kann u.U. verhindert werden, dass die Lernentwicklung an irgendeiner Stelle in eine falsche Richtung läuft (s. 3.5, S. 37 ff).

6.5 ⋮ Ablösung und Auswertung

„Hier geht es ja zu wie in einem Taubenschlag! Kaum sind Sie da, dann wollen Sie schon wieder gehen?" In dieser Aussage spiegeln sich die Gefühle der zu Pflegenden/zu Betreuenden wider. Sie stehen im Mittelpunkt der Anleitung und sind persönlich mitbetroffen von jedem Schülerwechsel, aber sie bleiben doch im Hintergrund aller Planungen. Deshalb ist es wichtig, von Anfang an auf die Grenzen einer professionellen Beziehung hinzuweisen, auf die notwendige Balance aus Nähe und Distanz zu den hilfebedürftigen Menschen. Obwohl jeder einzelne Praxisblock nur ein Baustein der gesamten Ausbildung ist, ist jeder Lernzuwachs in dieser Phase ein wichtiger Schritt auf dem richtigen Weg. Die Phase der Ablösung ist daher zugleich Übergang zum nächsten Lern(fort)schritt.

6.5.1 ⋮ Das Beurteilungsgespräch

Das Beurteilungsgespräch beschließt den Praxisblock und ist zugleich Rückblick und Vorschau. Es gibt Gelegenheit zur Bilanz der bisherigen berufspraktischen Ausbildung und zeigt Anforderungen an die kommenden Praxisblöcke auf. Inhalt des Gesprächs ist in der Regel eine Rückmeldung über Verhalten und Einsatz des Schülers im Pflegealltag, seine Fähigkeit, theoretische Kenntnisse umzusetzen, Anregungen einzubringen und Kritik anzunehmen. Wichtig ist auch hier, dass der Schüler selbst versucht, seinen Standort zu bestimmen (s. 9.3, S. 102 ff).

Gut vorbereiten

Im Gegensatz zu anderen Rückmeldungsgesprächen sollten am Abschlussgespräch auch noch andere Teammitglieder teilnehmen und ihre Beobachtungen mit einbringen. Dies erhöht die Objektivität und damit den Erfolg des Gesprächs. In der Regel orientiert sich der Gesprächsverlauf an den Lernzielen bzw. am Beurteilungsnachweis der Schule (s. 9.2.2, S. 100 ff).

Zu klären ist:
- Wo steht der Schüler heute?
- Konnten die einzelnen Lernziele erreicht werden?
- Wie wurde die Zusammenarbeit erlebt?
- Wie wurde die Anleitungssituation erlebt?
- Wurden nach dem Zwischengespräch Korrekturen vorgenommen, waren sie sinnvoll?
- Wo wurden spürbar Fortschritte registriert, Entwicklungen berücksichtigt, wo waren Unsicherheiten?
- Konnten Anregungen eingebracht und (unter Anleitung) ausprobiert werden?
- Wie werden die Leistungen des Schülers beurteilt?
- Empfehlungen für die Zukunft.

„Es ist wichtig, die Beurteilung anhand objektiver Kriterien vorzunehmen. Dem Krankenpflegeschüler ist nicht geholfen, wenn er aus Sympathie oder aus Bequemlichkeit eine gute bis sehr gute Beurteilung erhält und am Ende seiner Ausbildung zum ersten Mal auf seinen wirklichen, vielleicht schlechten Lernstand hingewiesen wird." (Karin Heider-Burkart)

Beispiel eines Vorgesprächsprotokolls

Fachseminar/Fachschule für Altenpflege

Vorgesprächsprotokoll

Schüler/in:

_____

Praxisanleiter/in:

_____

Einrichtung:

_____

Praxiseinsatz, Zeitraum:

_____

1. Informationen der Schülerin/des Schülers an die Einrichtung

1.1 Bisherige Praxiseinsätze (auch evtl. Vorpraktika):

1.2 Theoretische Ausbildung:

— in der Ausbilung seit _____ Monaten

— theoretische Inhalte siehe . . . (z.B. Ausbildungskatalog o. ä. Auflistung durch die Schule)

1.3 Lernwünsche der Schülerin/des Schülers an die Einrichtung/an die Praxisanleitung:

1.4 Die Schülerin/der Schüler fühlt sich bei folgenden Tätigkeiten
(besonders im Blick auf das Einsatzfeld)

sicher: unsicher:

2. Informationen der Einrichtung an die Schülerin/den Schüler

2.1. Die Praxisanleitung wird übernommen von:

_____

sonstige wichtige Ansprechpartner für Sie sind:

_____

_____

2.2 Lernangebote der Einrichtung:

3. Absprachen

3.1. Vorläufige Lernziele:

3.2 Geplanter Zeitpunkt für das Zwischengespräch: _____

3.3 Sonstiges:

_____

Unterschrift Schüler/in   Unterschrift Praxisanleiter/in

Abb. 6.1 ▪ Vorgesprächsprotokoll (Aus: Forum 24; Theoriegeleitetes Arbeiten in Ausbildung und Praxis, KDA 1995)

Praxisbesuche Dozent: _____ **Kurs:**

Praxisbesuche umfassen

— Vorgespräche Lehrkraft/Schüler über den Ablauf des Besuchs mit Information über Schwerpunkte und Besonderheiten der vorgenommenen Pflege

— Begleitung von praktischen Tätigkeiten der Schülerin/des Schülers

— Nachgespräch mit der Schülerin/dem Schüler

— Nachgespräch mit dem Praxisanleiterin/dem Praxisanleiter (wenn gewünscht)

(nicht:

— Gespräche mit der Heim- oder Pflegedienstleitung

— bewertende Gespräche mit den Angehörigen)

Richtwert für den Zeitaufwand für einen Praxisbesuch: ca. 2 ½ Stunden + Fahrzeit

Name des Schülers/ der Schülerin	Einsatzstelle	geplantes Datum, Uhrzeit	genehmigt

Abb. 6.2 ▪ Dokument zur Vorbereitung eines Praxisbesuchs

7 Wahrnehmen und verstehen – die ersten Lernschritte

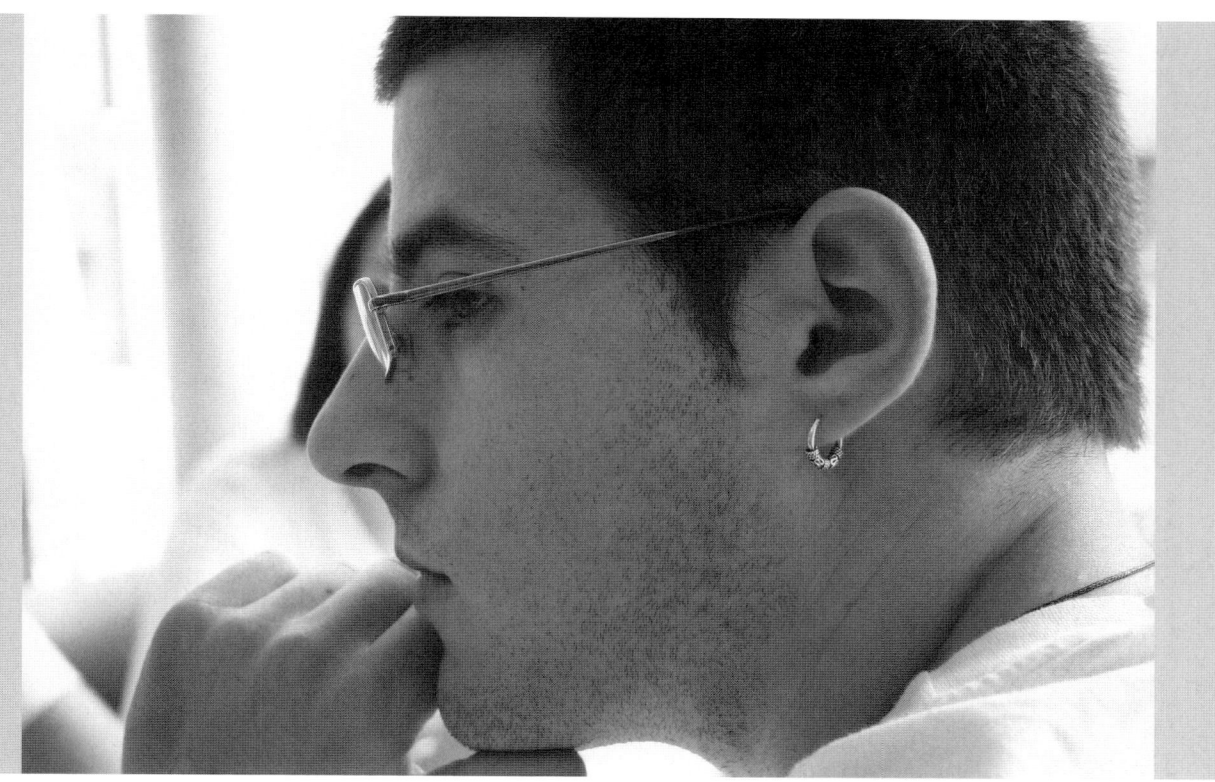

Überblick

7.1 ⋮ Lernen beim Begleiten

Z *„Wirklichkeit zu bewältigen kann grundsätzlich nur in der Wirklichkeit gelernt werden."* (H. Ch. Steinborn, I. Weilnböck-Buck)

7.1.1 ⋮ Aufmerksam werden als erster ⋮ Lernschritt

Der bedeutsame kognitiv-soziale Lernprozess, den die Praxisanleitung in Gang setzt, lässt sich in verschiedene Teilschritte untergliedern (Bandura in Schewior-Popp, 2005, S. 168 f., vgl. auch Kap. 5). Am Anfang des Lernens steht das aufmerksam werden des Schülers. Er nimmt wahr und richtet seine Aufmerksamkeit bewusst auf sein Lernumfeld, vor allem aber auf die verschiedenen „Modelle" (s. 5.5, S. 64 f), die ihm begegnen, und ihre Handlungsweise. Der Anleiter als wichtigstes Modell nimmt hier natürlich eine Vorrangstellung ein. Damit die besagten Aufmerksamkeitsprozesse einsetzen, sind jedoch auch entsprechende Rahmenbedingungen nötig wie eine ruhige Arbeitsatmosphäre und ein gut strukturiertes dem Lernenden einsichtiges Lernangebot, das ihn weder über- noch unterfordert (vgl. Kap. 6, 8.1.2, S. 87 f).

Der Schüler kann nicht sofort ins eigenständige Tun kommen, er nimmt zunächst eine Beobachter- und Handlangerrolle ein und lernt beim Begleiten. Sein Anleiter lässt ihm Zeit dazu und bezieht ihn schrittweise und angemessen in sein Handeln ein.

7.1.2 ⋮ Lernfelder wahrnehmen

Die Hauptaufgabe im Rahmen der „Echtarbeit" Pflege ist die Betreuung der Pflegebedürftigen. Um daraus auch ein pädagogisches Lernfeld für den Schüler zu machen, muss der Anleiter die passenden Lernmöglichkeiten herausfinden und festhalten, eventuell steuernd in die Organisation des Arbeitsablaufs eingreifen, die Einbeziehung des Schülers organisieren und überwachen. Ein Beispiel: In der Altenpflegeschule wurden therapeutische Maßnahmen nach einem Schlaganfall besprochen und geübt. Ein Lernziel im folgenden Praxisblock könnte heißen: Die therapeutische Lagerung „nach Bobath" üben und festigen. Der Anleiter wird nun versuchen, die Pflege eines an einem Schlaganfall erkrankten Bewohners zu übernehmen (in Absprache mit dem Team) und mit dem Schüler über die Symptome der Krankheit und über die Besonderheiten der Pflege zu sprechen. Danach fördert er die Kontaktaufnahme des Schülers mit dem Erkrankten, beteiligt ihn

an dessen Pflege und demonstriert die in diesem Fall verordnete und vom Physiotherapeuten vorgegebene Lagerung nach Bobath. Voraussetzung ist jedoch immer, dass der Pflegebedürftige damit einverstanden ist.

Der Kranke darf nicht zum „Objekt" werden

Da Pflege immer die ganze Person einbezieht, darf ein Kranker mit seiner Krankheit und seinen Bedürfnissen nicht nur fachlich als „Gelegenheit zum Lernen" angesehen werden. Seine individuellen Bedürfnisse haben grundsätzlich Vorrang bei allen Überlegungen und Maßnahmen, auch bei allen Anleitungsdemonstrationen.

Wahrung der Individualität und Intimität bei der Pflege muss trotz Lerngebot immer oberstes Ziel bleiben.

Die Vielfalt der täglichen Aufgaben und unvorhergesehene Ereignisse erfordern ein hohes Maß an Flexibilität. Obwohl die erwartungsgemäß anfallenden Arbeiten in der Regel schon tags zuvor im Team abgesprochen werden, verläuft mancher nachfolgende Tag doch ganz anders. Dann müssen Prioritäten neu gesetzt werden. Professionelle Kompetenz befähigt Mitarbeiter, Pflegeprozesse sinnvoll zu steuern und in einer personell angespannten Situation dann auch einmal eine tägliche „Routinemaßnahme" (z.B. Füße waschen) wegzulassen. So kann u.U. Zeit für eine andere, momentan wichtigere Maßnahme gewonnen werden, wie z.B. ein Gespräch mit einem bedrückten Bewohner zu führen. Wichtig ist, dass der Schüler dies versteht und ein Gefühl für situationsangemessenes Handeln bekommt.

7.1.3 ⋮ Routine erleben – ⋮ Lernen beim Wiederholen

Routiniertes Arbeiten hat im Pflege- und Betreuungsalltag durchaus seine Berechtigung. Routine bedeutet (nach Duden) einerseits „Wegerfahrung"/„handwerksmäßige Gewandtheit"; andererseits aber auch „bloße Fertigkeit bei einer Ausführung ohne persönlichen Einsatz". „Handwerksmäßige Gewandtheit" entwickelt sich als Ergebnis täglicher Übung und bedeutet Gewandtheit beim Ablauf von häufigen (Pflege-)Handlungen z.B. beim Wäschewechsel, Anlegen eines Stützverbandes, Vorbereiten einer Injektion, bei der Förderung von Fertigkeiten im Rahmen des Gruppenalltages wie z. B. Tische decken usw. Die zweite Definition für Routine, die „Wegerfahrung", kann helfen, z. B. die Organisation des Heimalltages sinnvoll zu gestalten, Pflegegewohnheiten auf ihre Zweckmäßigkeit zu überprüfen („muss die Zeit vor dem Frühstück so überlastet sein?"). Beide Bedeutungen unterstützen den Arbeitsablauf, sie müssen jedoch immer wieder reflektiert und nach ihrem Sinn hinterfragt werden. Der Pflegebedürftige darf nicht darunter leiden.

Bei der Anleitung von Schülern ist es wichtig, dass trotz Routine bei allen Pflegehandlungen von Anfang an die nötige Sorgfalt geübt und vermittelt wird. Damit werden die richtigen Weichen für die spätere korrekte Arbeitshaltung eines Mitarbeiters gestellt, denn umlernen ist immer schwieriger als neu lernen.

7.1.4 : Informationen richtig dosieren

Es gibt im Alltag für die Mitarbeiter so viel „Selbstverständliches", was ein Schüler am Anfang einfach noch nicht wissen kann z. B., wo was zu finden ist, wie und wann Material aufgefüllt wird, welcher Wäschesack wann richtig ist, wer für technische Mängel zuständig ist usw. Der Anleiter sollte daher versuchen, sich in die Lage des Schülers zu versetzen und ihn seinem Wissensstand entsprechend zu informieren. Oft wird er dann zumindest am Anfang auch „scheinbar Selbstverständliches" sagen müssen. Selbst wenn er den Schüler weder über- noch unterfordern will, muss er ihm doch ein bestimmtes (einrichtungsinternes) „Grundwissen" für die Tagesarbeit vermitteln. Er gibt dem Schüler damit mehr Sicherheit und hilft ihm, Fehler zu vermeiden. Eine Checkliste könnte die wichtigsten Informationen enthalten und alle entlasten. Nach einer gewissen Einarbeitungszeit und mit Zunahme der praktischen Routinefähigkeiten können sich die Erklärungen dann immer mehr auf das Wesentliche konzentrieren.

Beim Schüler ergeben sich während der Arbeit oft viele Fragen, deren Beantwortung meist nicht sofort erfolgen kann. Deshalb muss er ein Gefühl dafür entwickeln, wann er den Anleiter am besten diesbezüglich ansprechen kann. Manchmal hilft ein kleines Notizbuch in der Tasche als Gedächtnisstütze, besonders dann, wenn sich die Ereignisse überstürzen.

Fragen vor Dienstschluss besprechen

Grundsätzlich sollten Fragen aber möglichst zeitnah beantwortet werden, sofern sie nicht eine umfangreiche Hintergrundinformation erfordern. Da jedoch im Alltagsgeschehen die Bedürfnisse der Bewohner Vorrang haben, ist dies trotz guten Willens nicht immer möglich. Günstig ist, wenn vor Dienstschluss noch ein paar Minuten für offene Fragen des Tages eingeplant werden. Stellt ein Schüler überhaupt keine Fragen, sollte der Anleiter hellhörig werden. Dann stimmt entweder die pädagogische Beziehung nicht, oder der Schüler überschätzt sich selbst und gibt sich mit oberflächlichen Informationen zufrieden, oder er hat Angst zu fragen.

Halbwissen kann sich für die zu Pflegenden/zu Betreuenden gefährlich auswirken, deshalb ist hier gegenseitige Offenheit angebracht.

Fachbegriffe sollten gezielt, sinnvoll und nicht zu früh eingesetzt werden, am besten parallel zu den Erklärungen und Demonstrationen. Ein Zuviel an neuen Begriffen kann verwirren, außerdem können daraus Versagensängste entstehen.

7.1.5 : Mit anderen Mitarbeitern zusammenarbeiten

Da der Anleiter unmöglich alle Lernsituationen des Schülers langfristig allein begleiten kann, werden mit zunehmender Praxiserfahrung des Schülers immer mehr die anderen Mitarbeiter als Co-Anleiter für den Lernprozess wichtig. „Lernen beim Begleiten" wird zum „begleitenden Lernen". Der Anleiter wird den Schüler mehr und mehr in den Aufgabenbereich des gesamten Teams integrieren, um sich selbst schrittweise zurücknehmen zu können. Damit wächst der Schüler stetig in die Rolle eines neuen Mitarbeiters hinein. Mit fortschreitender Ausbildung und wachsenden Kenntnissen werden seine Aufgaben immer komplexer, er entwickelt sich zunehmend zur Hilfe für das ganze Team. Alle Beteiligten müssen jedoch immer wieder darauf achten, dass die Anleitung in der Betriebsamkeit des Alltags nicht untergeht. Der Schüler mit seinem Lernanspruch darf trotz Alltagsstress nicht zu kurz kommen.

7.2 ⋮ Eine Schülerin lernt beim Begleiten (Beispiel)

Im Folgenden erzählt eine Schülerin, Ute H., von den Erlebnissen, die sie in ihrem ersten Praxiseinsatz in einem Altenpflegeheim gemacht hat. Sie war sehr beeindruckt von der Arbeit mit alten Menschen und hat sich gedanklich noch lange danach damit beschäftigt. Ihre Anleitung hatte Schwester Inge übernommen, sie verstanden sich beide gut. Ute hatte sich für eine Pflegeausbildung entschieden, nachdem sie zuerst in einem Büro tätig und nicht glücklich dabei war. Sie hatte bis auf das erforderliche Praktikum keine pflegerische Vorerfahrung.

Aus Utes Bericht:

B *Wir hatten in der Schule im Fach Altenpflege ausschließlich am Modell (an der Puppe oder an uns selbst) geübt und uns eigentlich wenig Gedanken über das Verhalten des zu Pflegenden gemacht. In unseren Vorstellungen war er einsichtig, geduldig und dankbar. In der Realität war dann so manches anders, da war der zu Pflegende der wichtigste Partner bei allen Maßnahmen, sein Wille konnte unsere Pläne total verändern.*

Ich musste lernen, zuerst genau hinzuhören und hinzuschauen, aufmerksam Reaktionen zu beobachten, ich musste den zu Pflegenden zuerst „wahrnehmen", bevor ich irgendetwas an ihm oder mit ihm tun konnte. Ich musste lernen, seine Rückmeldungen nicht persönlich zu nehmen und nur auf mich zu beziehen, sondern sie aus seiner Situation zu verstehen und als Ausdruck seiner inneren Not einzuordnen. Dies fiel mir besonders bei einer häufig aggressiven Bewohnerin schwer, der ich nichts recht machen konnte, obwohl ich mir besonders viel Mühe gab.

Die Begegnungen mit den Pflegebedürftigen hatten einen starken emotionalen Einfluss auf mich. Bei manchen Bewohnern war ich zu besonderen Hilfeleistungen motiviert, manchmal stieß ich auf Ablehnung oder Widerspruch, besonders wenn ich mehr Zeit benötigte als die anderen Pflegekräfte oder unsicher war und öfter nachfragen musste.

Frau H. (56 Jahre alt) z.B. ist seit einem Unfall querschnittgelähmt und muss täglich katheterisiert werden. Sie ist sehr kooperativ und grundsätzlich damit einverstanden, Schüler an sich üben zu lassen, da sie weiß, dass es wenig Gelegenheiten in diesem Heim gibt, katheterisieren zu lernen.

An manchen Tagen ist Frau H. sehr traurig über ihr Schicksal, dann möchte sie am liebsten allein sein und weint auch viel. Die Pflegekräfte respektieren ihren Wunsch nach Ruhe, versuchen ihr aber trotzdem zu vermitteln, dass sie jederzeit für sie da sind. An diesen besonders „schweren" Tagen wird das Katheterisieren stillschweigend nur von vertrauten Personen übernommen, zu denen sie seit längerem eine gute Beziehung aufgebaut hat. Da jede zusätzliche psychische Belastung von ihr ferngehalten wird, entfällt auch die Anleitung der Schüler. Ich konnte das gut verstehen. Ich habe trotzdem dabei lernen können, wie auch unausgesprochene Bedürfnisse respektiert werden müssen.

Herr M. kann nach einem Schlaganfall nicht mehr sprechen. Seine Frau besuchte ihn täglich und ich konnte spüren, wie sehr sie beide unter der Sprachlosigkeit (Aphasie) des Mannes litten. Als ich eines Morgens zu ihm kam, wollte er mir unbedingt etwas

sagen. Er gestikulierte mit beiden Händen und wurde immer verzweifelter, weil ich ihn nicht verstehen konnte. Ich zeigte ihm alle denkbaren Gegenstände die ich für richtig hielt (z.B. Rasierapparat, Zahnbürste), aber er lehnte immer energischer ab. Schließlich holte ich den Pfleger, der ihn sonst versorgte. Dieser wusste sofort, was Herr M. wollte: Ich sollte das Licht ausmachen! Nach diesem Erlebnis suchte ich das Gespräch mit meiner Anleiterin. Sie sagte mir, dass auch sie sich oft hilflos fühlt bei der Pflege von Kranken, die nicht mehr sprechen können.

Mit der Zeit versuchte ich alle Bewohner besser kennenzulernen, um sie besser verstehen und pflegen zu können. Ich nutzte die Chance, sie längerfristig und systematisch zu beobachten. Ich achtete aufmerksamer auf kleine Veränderungen in ihrem Aussehen und in ihren Reaktionen. Zugleich lernte ich auch im Gespräch mit meiner Anleiterin diese Veränderungen zu analysieren, entsprechende Maßnahmen zu ergreifen und deren Wirkungen zu erkennen.

Im Laufe meines Einsatzes wurde ich auf mancherlei Unterschiede zwischen Theorie und Praxis, zwischen Ideal- und Realsituation, aufmerksam. Mein vorher in der Schule aufgebautes „kognitives Raster" ließ sich nicht immer einfach auf die Gegebenheiten in der Praxis übertragen. Ich musste mich deshalb oft neu orientieren und machte mir viele Gedanken, ob meine Berufsentscheidung richtig war. Deshalb war ich für die intensive Stützung durch meine Anleiterin in besonderen Fällen dankbar. Sie konnte manche, zunächst negative oder missverständliche Eindrücke zurechtrücken oder korrigieren. Oftmals genügte allein das Vermitteln von Hintergrundwissen zum Verständnis von beeindruckenden oder gar erschreckenden Erlebnissen; z.B. erlebte ich das besonders aggressive Verhalten eines Bewohners gegen eine Mitarbeiterin als Zeichen der Auflehnung gegen die eigene Abhängigkeit.

Oder durch den Hinweis auf das zwischen Bewohner und Team abgesprochene Selbsthilfetraining konnte ich verstehen, dass Pflegekräfte „scheinbar herzlos" untätig abwartend zusehen, wie sich ein Kranker mit Halbseitenlähmung mühsam mit einer Hand selbst zu waschen oder anzukleiden versucht.

Ich habe sehr viele Erfahrungen sammeln können und ein realistisches Bild von meinem zukünftigen Pflegeberuf bekommen. Einerseits wurde mein Berufswunsch bestätigt, andererseits habe ich zwar weniger Illusionen. Sicher weiß ich jetzt, dass ich mich als Pflegekraft in vielen persönlichen Bereichen werde entfalten können, dazu aber noch viel lernen und üben muss und dass manches nicht so möglich sein wird, wie ich es mir wünsche.

7.2.1 ⋮ Gedanklich einordnen – verarbeiten – sich merken

Der Bericht der Schülerin veranschaulicht den zweiten Lernschritt, der sich aus einer gut begleiteten Wahrnehmungsphase fast automatisch ergibt. Der Lernende durchdringt das Wahrgenommene gedanklich, es ergibt für ihn einen Sinn, er setzt es in seine eigene innere Sprache um, baut es in seine kognitive Landkarte ein. Hilfreich ist dabei die schriftliche oder grafische Aufzeichnung des Begriffenen durch den Lernenden selbst. Hier liegt auch der – häufig verkannte oder durch eine unsinnige Aufgabenstellung verspielte – Sinn der geforderten Praxisberichte und Verschriftlichungen von Anleitungserfahrungen.

„Das in dieser Phase stattfindende kognitive Durchdringen einer Handlung in ihren Strukturzusammenhängen ist unabdingbare Voraussetzung für ein anschließendes reflektiertes, eigenes Handeln des Lernenden. Wird diese Phase übersprungen, also der direkte Weg von der Demonstration zum „Machen" angezielt, kann dieses Machen nur rein reproduktiv sein, ohne eigentliches Verstehen. Damit ist auch der Schritt hin zum durchdachten und flexiblen Umgang mit dem Gelernten verunmöglicht." (Schewior-Popp, 2005, S. 169)

7.3 ⋮ Auch der Anleiter lernt dazu

Lernprozessbegleitung ist für den Anleiter ein Abenteuer, das sich zu einer persönlichen und fachlichen Bereicherung entwickeln kann. Durch den kontinuierlichen Austausch mit anderen Anleitern und mit Vertretern der Schule ist er stets über den aktuellen Stand der Entwicklungen in seinem Tätigkeitsfeld informiert. Zudem ist er ja gezwungen, möglichst „vorbildlich" zu arbeiten, er muss sich daher selbst stets kritisch beobachten und sein Handeln hinterfragen. Seine begleitenden Erklärungen zu den Demonstrationen erfordern detailliertes und systematisches Hintergrundwissen, das er immer wieder auffrischen oder erneuern muss. Und schließlich zwingt ihn das Eingehen auf den individuellen Lernbedarf und die Persönlichkeit des Schülers im Lernfeld der „Echtarbeit" zur Ausbildung einer immer reiferen Sozialkompetenz.

„Immer Vorbild sein zu wollen ist wahnsinnig anstrengend, Ich glaube, das schafft keiner. Aber wenn ich an später denke, muss ich es einfach immer wieder versuchen". (Eine Anleiterin)

Dass sich in manchen Sternstunden das Verhältnis gar in gutem Sinne umkehren kann und ein engagierter Anleiter von der Unvoreingenommenheit seines Schülers lernen kann, zeigt das folgende Beispiel.

B *Praxisprobe in der psychiatrischen Klinik:*
Sabine wollte trotz einiger Bedenken ihres Anleiters ihre erste Aktivierung mit drei alten, depressiven Frauen durch-

führen. Ja, sie ging sogar noch einen Schritt weiter: Es sollte ein „lustiges Spiel" werden. Im Vorgespräch fragte der Anleiter nochmals kritisch nach, ob sie sich bei ihrem Vorhaben wirklich an der Zielgruppe orientiert hätte. Außerdem vergewisserte er sich, was sie über endo- und exogene Depressionen gelernt hatte. Doch Sabine blieb bei ihrem Entschluss (… und der Anleiter verstummte und dachte: „Du wirst schon sehen"). Das „Merk- und Wahrnehmungsspiel" ging folgendermaßen: Eine Person musste jeweils den Raum verlassen und vor der Tür irgend etwas an sich selbst verändern. Wieder zurück, sollten die anderen erraten, welche Veränderung vorgenommen worden war. Wie erwartet, verlief die erste Runde steif und emotionslos. Die Patientinnen saßen mit steinerner Miene da und befolgten fast mechanisch die einzelnen Anweisungen der Schülerin. Zur Überraschung des Anleiters ließen sich die Frauen aber zu einer zweiten Runde überreden und – weil es wohl nichts Besseres zu tun gab – auch noch zu einer dritten. Eine der Frauen meldete sich jetzt sogar freiwillig. Kurz hatte sich ihr finsteres Gesicht dabei aufgehellt und einen schelmischen Ausdruck bekommen, als hätte sie eine „Idee" entwickelt, wie sie die anderen „hereinlegen" könnte. Als sie wieder den Raum betrat, begann das Rätselraten. Doch nicht nur die Mitpatientinnen suchten vergeblich nach einer Veränderung, auch die Schülerin und der Anleiter konnten nichts erkennen. Schließlich hob die „Akteurin" selbst die Spannung auf. Mit zahnlosem Mund begann sie schallend zu lachen und zog dabei ihr Gebiss aus der Schürzentasche. Zunächst reagierten die anderen zwei Frauen völlig verdutzt. Doch dann wurden sie von dem mitreißenden Lachen so angesteckt, dass auch sie zu lachen begannen…

Lange sprach man in der Einrichtung noch von jener Situation, in der drei alte, schwermütige Menschen für einen Augenblick vergessen hatten, warum sie in einer psychiatrischen Klinik Patientinnen waren. Wer wagt, gewinnt! Auch ein Anleiter hört nie auf dazuzulernen, nicht zuletzt von seinem Schüler.

8 Demonstrationen, Übungen, Standards – Hilfen zur Handlungskompetenz

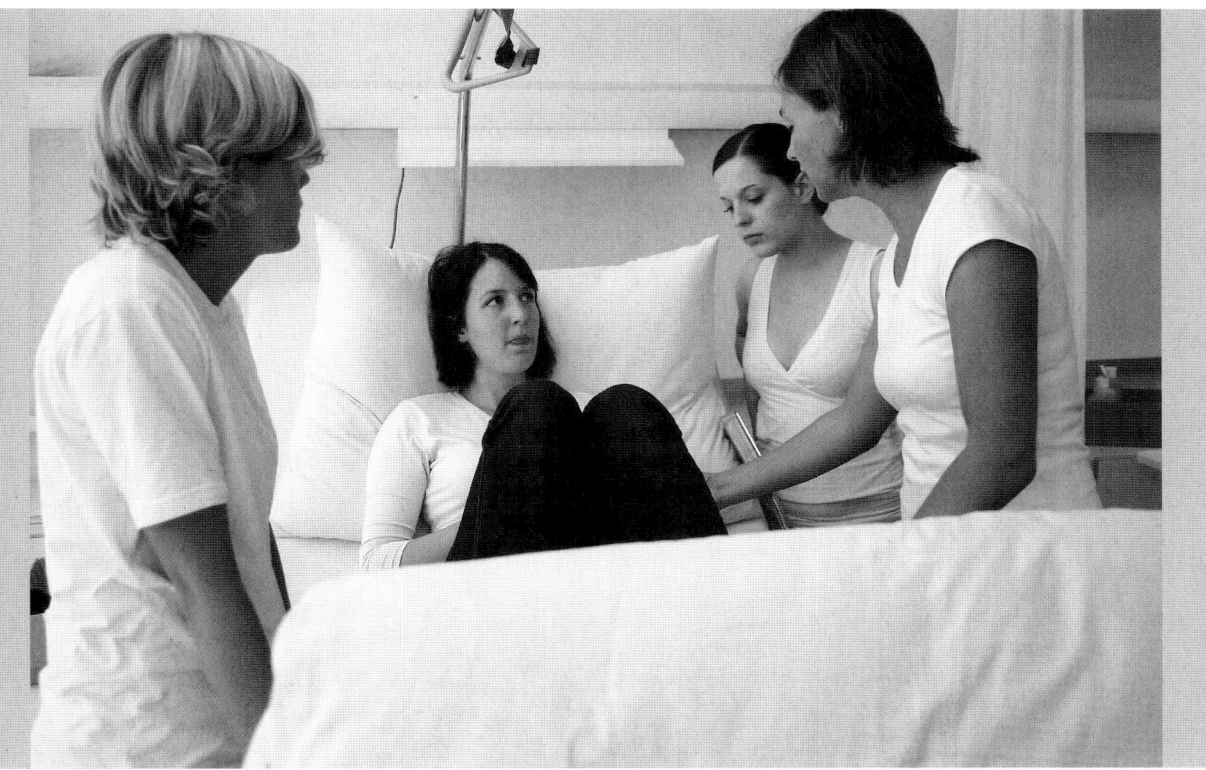

Überblick

8.1 ⋮ Erleben, was Pflegen heißt

„Lernende lernen nicht am ‚Ergebnis' guter Pflege, jenes können sie höchstens bewundern; Lernende lernen an den zahlreichen Gabelungen auf dem Weg hin zum Ergebnis. Hier brauchen sie zunächst eindeutige Wegweiser, um sich zwischen den Alternativen entscheiden zu können bzw. diese überhaupt als Alternativen zu erkennen. Fehlen diese Wegweiser, werden die Schüler die Pflege-‚Strecke' nie selbstständig und zielgerichtet, das heißt auch ohne unnötige Umwege (…) zurücklegen können." (Schewior-Popp 2005, S. 171 f.)

8.1.1 ⋮ Übung macht den Meister

In der Praxisanleitung als „Übungsweg" erfolgt die oben geforderte Wegweisung als geplanter, strukturierter Prozess, der Anstöße zum Lernen und Anverwandeln im Schüler gibt. Auf die Bedeutung des Wahrnehmens, der gerichteten Aufmerksamkeit des Lernenden, wie sie grundsätzlich am Anfang der Ausbildung und dann immer wieder bei jeder neuen Lerneinheit gefordert ist, wurde bereits eingegangen. Ebenso auf den nächsten Schritt, das Einordnen des Gesehenen. Entscheidend für die endgültige Aufnahme des so Gelernten in das Verhaltensrepertoire und damit für die Entwicklung von Handlungskompetenz wird nun das Üben und Ausprobieren, das Selbst-Handeln: **„Beherrscht wird das Neue nur (…) wenn es selbstverständlich, ohne dass man lange nachdenken muss, zur Verfügung steht und man eine Art traumwandlerische Sicherheit gewinnt, es wie im Schlaf beherrscht. Diesem Ziel, das Gelernte zu einem unbewusst zur Verfügung stehenden Besitz zu machen, dient das Üben, d.h. die willentliche Wiederholung"** (Bauer et al. 2006, S. 43). Der Lernende reproduziert das, was er begriffen hat, er übt es immer wieder, bis es ihm leicht von der Hand geht. Ist das Gelernte erst zum festen Bestandteil seines Handlungsrepertoires geworden, so kann er immer sicherer, flexibler und situationsangepasster damit umgehen.

Je nach Komplexität der geforderten Handlung wird beim Üben vielleicht ein gestuftes Vorgehen sinnvoll sein, bei dem die Handlung zergliedert wird und Teilschritte geübt werden (vgl. „Teilmethode", Kap. 8.5, S. 91 f). Eine Hilfe sind hier Standards (vgl. 8.9, S. 94 f) oder Handlungspläne, wie das folgende Beispiel eines Handlungsplans zur

Unterstützung der Bauchatmung des Patienten/ zu Pflegenden. Der Schüler hat damit einen Leitfaden, worauf zu achten ist, der Anleiter eine – objektivierte – Grundlage bei der Beobachtung des Schülerhandelns.

B **Handlungsplan: Atemvertiefende Maßnahmen – Bauchatmung**

Allgemeines
Bauchatmung als atemvertiefende Maßnahme folgt dem Prinzip der Kontaktatmung. Handkontakte können während der Ein- und Ausatmung gegeben werden. Atembewegungen des Thorax, Bauches und der Flanken werden vertieft durch das Auflegen der Hände. Die Hände der Pflegenden versuchen, sich dabei:
- *dem Atemrhythmus des Pflegebedürftigen anzupassen,*
- *in die Atembewegungen einzufühlen,*
- *dem Pflegebedürftigen dadurch seine Atmung erfahrbar zu machen.*

Meist stellt sich nach einigen Atemzügen eine abdominelle Atmung mit Heben und Senken der Bauchdecke ein. Der Atemstrom beruhigt und vertieft sich. Es tritt eine Verbesserung der Atemqualität ein. Die gleiche Technik kann als Flanken- bzw. Thoraxatmung durchgeführt werden. Die Hände werden entsprechend auf den Rücken bzw. seitlich am Thorax aufgelegt.

Handlungsplanung
Ich …
- *führe die hygienische Händedesinfektion durch.*
- *informiere die Person alters- und situationsgerecht über Zweck und Vorgehensweise.*
- *nutze die Möglichkeiten der rückenschonenden Arbeitsweise.*
- *lagere den Pflegebedürftigen entsprechend der geplanten Maßnahme:*
  - *Pflegebedürftiger liegt mit leicht erhöhtem Oberkörper;*
  - *Pflegebedürftiger liegt in leichter Dehnlage.*
- *lege eine Hand, ggf. beide Hände, bei Säuglingen zwei Finger auf den Bauch im Bereich des Nabels.*
- *hebe meine Hand mit der Einatmung des Pflegebedürftigen, ohne sie gänzlich von der Bauchdecke zu entfernen.*
- *senke während der Ausatmephase die Hand/Hände/Finger, wobei meine Hand/Hände einen leichten Druck ausüben.*
- *passe Heben und Senken meiner Hand/Hände/Finger dem vom Pflegebedürftigen vorgegebenen Rhythmus an.*
- *nehme den bei der Ausatmung ausgeübten sanften Druck wieder zurück, sobald sich die abdominelle Atmung eingestellt hat.*
- *lasse meine Hand/Hände/Finger passiv die Hebung und Senkung der Bauchdecke nachvollziehen.*
- *sorge für die Umgebung des Pflegebedürftigen.*
- *führe die hygienische Händedesinfektion durch.*
- *dokumentiere die Maßnahme.*

(Aus: Schewior-Popp, 2005: S. 149)

Der Anleiter gibt dem übenden Schüler Wegweisung durch seine begleitende Rückmeldung und durch Arbeitsaufträge, die dem Kompetenzgrad des Schülers angepasst sind, und nimmt sich schrittweise aus der Handlung zurück. Der Schüler erfährt im – richtigen – Handeln Erfolg, er sieht, wie er Pflege- oder Betreuungsziele erreicht, erhält aber auch die Anerkennung seines „Modells" oder anderer Personen und ist dadurch motiviert, sich künftig weiter so zu verhalten (vgl. Lernen durch Konsequenzen, 3.5, S. 27, und Motivation, 5.6, S. 65 f).

Der bereits im sechsten Kapitel angedeutete, allem anleiterischen Handeln zugrunde liegende „Routenplan" des Übungsparcours Praxisanleitung, bestehend aus Vorbereitung, Durchführung und Auswertung, sei hier noch einmal in schematischer Form dargestellt. Er wird im Folgenden auch auf die Sonderform der Einzeldemonstration angewandt.

8.1.2 Strukturierungsleitfaden für eine differenzierte Anleitungssituation

Vorbereitung

Die Vorbereitung beinhaltet folgende Aspekte:
- Analyse der Situationsdimension mit:
  - Rahmenbedingungen (Station als Arbeitsfeld und Lernort),
  - Lernvoraussetzungen und -zielen des jeweiligen Schülers (Vorkenntnisse, Defizite, Schwierigkeiten etc.)
- Auswahl des Patienten (kann durch Schüler initiiert sein) mit:
  - Analyse des Pflegebedarfs unter Zuhilfenahme von Pflegeplanung und Dokumentation,
  - ggf. Auswahl einer spezifischen Pflegesituation (falls dies nicht bereits Teil der Anleitung im Sinne einer prozessbezogenen Entscheidungsleistung eines fortgeschrittenen Schülers ist).
- Vorbesprechung mit dem Schüler (nicht im Patientenzimmer) bezüglich:
  - Zeitabsprachen,
  - Fallanalyse,
  - Vorgehensweise,
  - kriterienorientierter Erwartungen des Anleiters, ggf. mit Bezug auf Zielkatalog bzw. Handlungspläne,

- unmittelbar geäußerte Probleme, Wünsche, Ängste des Schülers etc.,
- Vereinbarungen über Umgang miteinander „vor dem Patienten".

Durchführung

Die Durchführung der Anleitungssituation am Lernort Praxis richtet sich nach folgenden Kriterien:
- Begrüßung und Informationen des Patienten durch Anleiter/Schüler (Vorstellen, Verdeutlichen der spezifischen Situation, Sicherheit für Patienten),
- Einhalten des Prinzips „Vorrang von Pflege vor Anleitung",
- je nach Ausbildungsstand des Schülers:
  - Anleiter erläutert Schüler und Patient Ziel und Vorgehensweise seines Handelns, lässt den Schüler in patientenorientierten Grenzen üben, führt die Pflegebehandlung ggf. selbst durch bzw. zum Abschluss,
  - Anleiter hält sich (bei fortgeschrittenem Ausbildungsstand) weitestmöglich zurück, aber nicht auf Kosten der Qualität für den Patienten, greift ggf. ein,
  - das eigentliche Feedback findet nicht „vor dem Patienten" statt, um Verunsicherungen zu vermeiden, aber: Das Vermeiden von Pflegefehlern steht vor dem Schutz der Schüler.
- Anleiter beobachtet und dokumentiert kriterienorientiert (Bezug zur Pflegeplanung, Einsatz von Handlungsbewertungslisten).

Auswertung

Die Auswertung am Ende der Anleitungssituation ist besonders wichtig. Hierzu gehören folgende Aspekte:
- eine differenzierte Reflexion durch den Schüler wird eingefordert,
- Anleiter erläutert kriterienorientiert anhand seiner Beobachtungen (Protokoll, Handlungsbewertungslisten) seine qualitative Einschätzung des Handelns und der Dokumentation des Schülers (Pflegeplanung, Ausbildungsziele),
- Schüler und Anleiter setzen sich ggf. weitere Ziele, vereinbaren eine neue Anleitungssituation.

(Aus: Schewior-Popp, 2005: S. 172, 173)

8.2 ⋮ Ergänzung zum Lernangebot: Einzeldemonstrationen

Mit Einzeldemonstrationen soll das zufällig sich ergebende Lernangebot begleitenden Lernens durch die gezielte Auswahl einzelner, meist komplexer oder seltener erforderlicher (Pflege-)Maßnahmen ergänzt werden. Sie helfen, das Lernziel zu sichern und sollten einen festen Platz im Terminplan der Pflege- bzw. Betreuungsgruppe haben. Es hat sich bewährt, derartige ergänzende Einzeldemonstrationen schon zu Beginn der Praxisblöcke einzuplanen und festzulegen, damit sie später in der Hektik des Alltags nicht untergehen oder vergessen werden.

„Erfahren die Schüler(innen) keine geplanten Lernsituationen, besteht die Gefahr, dass sie Verhaltensweisen oder pflegerische Maßnahmen lernen, die nicht professionell sind. Der Begriff ,heimlicher Lehrplan' erfasst jene ungeplanten Prozesse und Faktoren, die Schüler(innen) lernen, ohne dass es pädagogisch beabsichtigt oder wünschenswert ist." (J. Falk, A. Kerres 1995)

8.2.1 ⋮ Der Rahmen muss stimmen

Der Zeitbedarf einer Einzeldemonstration hängt vom Schwierigkeitsgrad und Umfang des Themas und von der Bereitschaft zur Mitarbeit des zu Pflegenden (Compliance) ab. Auch der Wissensstand sowie die kognitiven und praktischen Fähigkeiten des Schülers können den zeitlichen Aufwand beeinflussen. Voraussetzung für seinen Lernerfolg ist ja, dass er im Verlauf der Demonstration die Zusammenhänge versteht und seine Beobachtungen mit seinem Wissen und seinen Erfahrungen verknüpfen und das so Begriffene schließlich selbst ausführen kann. Nur so kann er das Lernziel wirklich erreichen und das Gelernte langfristig behalten (vgl. Kap. 7).

B *Beispiel: Schülerin A. fühlt sich oft unter Stress, weil sie für die Vorbereitung einer Pflegemaßnahme mehr Zeit benötigt als Schülerin B. Sie fühlt sich minderwertig und macht sich Vorwürfe, da ihr trotz aller Anstrengungen mehrere Fehler unterlaufen sind. Die Anleiterin erkennt den selbst erzeugten Stress und will durch ein Gespräch die negative Spirale durchbrechen. Zunächst betont sie die Bedeutung eines individuellen Zeitbedarfs, dann zeigt sie die Zusammenhänge zwischen dem Arbeiten unter Versagensangst und dem Auftreten von Stressreaktionen auf. Schülerin A. erkennt selbst, dass unter diesen Voraussetzungen die Gefahr für fehlerhaftes Arbeiten ansteigt. Schließlich weist die Anleiterin sie auf ihre Stärken und Ressourcen hin und bittet sie, zukünftig mehr Geduld mit sich selbst zu haben und sich beim Erlernen einer Pflegemaßnahme mehr Zeit zuzugestehen. Zum*

Schluss erkennen beide, dass individuelle und aktivierende Pflege nur mit einem entsprechenden Zeitaufwand und mit Geduld realisierbar ist.

Lernatmosphäre, Mitwirkung bzw. Einfluss anderer Personen wie z.B. Mitbewohner im Zimmer, Tageszeit, momentanes Befinden der Beteiligten und (unerwartete) Störungen von außen, können das Lernen ebenfalls beeinflussen. Entscheidend für einen harmonischen Ablauf der Demonstration ist jedoch die Beziehung, die sich zwischen dem betreuten Menschen und dem Anleiter und möglichst auch schon zwischen dem Betreuten und dem Schüler entwickelt hat.

B *Beispiel: Herr B. wird regelmäßig zur Restharnbestimmung katheterisiert. Diese Anordnung bietet eine gute Lernsituation für Schüler K. Dieser hat daher am Vorabend mit dem Anleiter die einzelnen Schritte nochmals besprochen und das nötige Material vorbereitet. Am nächsten Morgen soll er nun zum ersten Mal das Einmalkatheterisieren durchführen. Von der Nachtwache erfahren Anleiter und Schüler K., dass Herr B. starke Schmerzen bis zum frühen Morgen hatte und erst nach einer Spritze einschlafen konnte. Kurzfristig muss die Anleitungssituation verschoben werden. Zwei Tage später geht es Herrn B. wieder besser und Schüler K. kann in einer entspannten Atmosphäre die Lernsituation nachholen.*

Wichtigster Partner bei allen Demonstrationen am Menschen ist der Patient selbst. Sein momentanes Befinden und sein Einverständnis sind daher Grundvoraussetzung für alle weiteren Überlegungen.

8.2.2 ⋮ Vorüberlegungen für ⋮ Einzeldemonstrationen

Die einzelnen Schritte bedingen sich gegenseitig, z.B. hängt der Erfolg eines Handlungsschrittes nicht zuletzt von der sorgfältigen Durchführung des vorausgegangenen Vorbereitungsschrittes ab. Deshalb ist eine durchdachte Planung so wichtig.

Teilnehmer. Zuerst muss geklärt werden, wer an der Demonstration neben Anleiter und Schüler teilnehmen und mitwirken wird.

Informieren des Praxisbegleiters. Falls der Praxisbegleiter der Schule die geplante Demonstration ganz oder teilweise selbst durchführen will, sollte er sich unbedingt vorher über die momentane Situation in der Pflegegruppe informieren und feststellen, ob seit seinem letzten Besuch größere Veränderungen eingetreten sind. Als Fachlehrer hat er einerseits den Vorteil, den theoretischen Wissensstand des Schülers umfassender zu kennen als der Anleiter und kann darauf aufbauen. Er wird daher bei seiner Demonstration die Methode einsetzen, die den theoretischen Unterricht am besten ergänzt. Der Anleiter andererseits verfügt über detaillierteres „Insiderwissen" und hat im Laufe der Zeit in der Regel eine persönlichere Beziehung zum beteiligten Betreuten aufbauen können. Diese Beziehung kann den Verlauf sehr beeinflussen.

Pflegestandards austauschen. Auch Pflegestandards der Schule oder der Einrichtung sollten vorher ausgetauscht und besprochen werden. Sie können dann als Grundlage für die Handlungsabläufe eingesetzt werden, gleichzeitig dienen sie als Maßstab für die Beurteilung und Lernzielkontrolle. Nebenbei werden dabei zugleich Vorteile oder Grenzen der Anwendbarkeit von Standards sichtbar.

Einbeziehen des Schülers. Grundsätzlich muss auch vorher überlegt werden, inwieweit der Schüler seinem Ausbildungsstand entsprechend beteiligt werden kann und soll. Je mehr er aktiv planend und handelnd tätig wird, umso mehr wird er zum (Weiter-)Lernen motiviert sein, umso eindrücklicher wird das Gelernte in seinem Gedächtnis haften bleiben. Wichtig ist eine vorausgehende klare Absprache der Rollenverteilung: Wer übernimmt was?

Zu prüfen ist daher im Einzelfall:
- Was weiß und kann der Schüler schon?
- Was kann er allein oder mit dem Anleiter vorbereiten?
- Was kann er allein oder unter Aufsicht durchführen?

B *Beispiel: Schülerin E. hat schon zweimal einen Verbandwechsel miterlebt, der aus Zeitmangel hektisch und ohne Erklärungen von Mitarbeitern der Pflegegruppe durchgeführt wurde. Jetzt spricht die Anleiterin sie darauf an und fragt, ob und welche Fehlerquellen ihr bei der Durchführung aufgefallen sind. Gemeinsam planen sie, den nächsten Verbandwechsel zusammen durchzuführen.*

Nach Absprache mit dem Patienten und nach der vollständigen Vorbereitung aller notwendigen Materialien entfernt die Anleiterin

den alten Verband, da sie die Wundverhältnisse selbst am besten kennt. Die Schülerin bekommt den Auftrag, genau zu beobachten und sich mögliche Fehlerquellen zu merken. Anschließend erfolgt ein Rollentausch: Die Schülerin führt die Wundreinigung und die sterile Wundabdeckung durch, die Anleiterin assistiert. Im Nachgespräch zählt die Schülerin alle möglichen Fehlerquellen auf und wird von der Anleiterin sofort gelobt.

Hinführen zur späteren Tutorentätigkeit

Das schrittweise Einführen und Mitgestalten einer Anleitungsaufgabe kann zugleich auch der erste Schritt zu einer späteren Tutorentätigkeit des Schülers sein. Der Schüler kann dabei erleben, dass er sich gut vorbereiten und sich Hintergrundwissen aneignen muss, um auf Fragen befriedigend antworten zu können. Er wird aber auch merken, dass er selbst am meisten davon profitiert und Freude daran empfinden, wenn er Erfolg hatte.

B *Beispiel einer Tutorentätigkeit: Schülerin B. ist der Meinung, dass sie nach wiederholtem Wechsel der Perfusorspritze die nötige Routine erworben hat. Die Anleiterin vereinbart, dass sie den Vorgang Schülerin K. vorführen und erklären soll. Um auf mögliche Fragen von Schülerin K. vorbereitet zu sein, bekommt sie von der Anleiterin noch Informationsmaterial zum Nachlesen.*

Die praktische Demonstration am nächsten Tag klappt dann ganz gut. Beim Beantworten von Fragen der Schülerin K. gerät sie jedoch ins Stocken und die Anleiterin muss einige Punkte ergänzen. Hierbei wird es Schülerin B. bewusst, dass sie nur etwas kompetent erklären kann, wenn sie es selbst verstanden hat.

Grundsätzlich sollte angestrebt werden, Schüler im Laufe ihrer Ausbildung immer mehr als aktive Partner bei Einzeldemonstrationen einzusetzen und Maßnahmen zu delegieren. Im Idealfall können sie gegen Ende ihrer Ausbildung dann selbst als Tutoren erste Erfahrungen sammeln, während sich Anleiter und Mitarbeiter beobachtend zurücknehmen. Ihre Aufgabe beschränkt sich dann auf Beratung und eventuell Entscheidungshilfe bei besonders schwierigen Maßnahmen.

8.3 ┊ Die Durchführung von Einzeldemonstrationen

Planung und Ablauf von Einzeldemonstrationen unterliegen einer systematischen Folge von einzelnen Handlungsschritten. Diese werden in der Regel zunächst vom Anleiter oder Praxisbegleiter selbst demonstriert, während der Schüler beobachtet und assistiert. Wichtig ist, dass der Schüler die theoretischen Hintergründe kennt oder sich anhand von

Standards, Pflegeplanung oder Dokumentationssystemen kundig macht. Die Erklärungen während der Maßnahme erfolgen entweder parallel zu den Handlungsschritten oder danach:
- Zielorientiertes Planen,
- Vorbereitungen treffen,
- (Pflege-)Maßnahme durchführen,

- Vorgehen nach der Ganzmethode, oder
- Vorgehen nach der Teilmethode,
- Nachbereitung durchführen,
- Nachgespräch, Beurteilung des Lernerfolgs.

Als erster Schritt ist eine genaue Bestimmung des konkreten Lernzieles und die Schaffung möglichst günstiger Rahmenbedingungen erforderlich. Diese ermöglichen eine entspannte Lernatmosphäre und reduzieren bzw. verhindern Störungen von außen.

8.3.1 ⋮ Zielorientiertes Planen

P *Anregung: Die Aufzählungen der folgenden einzelnen Handlungsschritte sind bei Bedarf als „Checklisten zum Abhaken" gedacht. Sie müssen dann jeweils nur auf die individuelle Situation übertragen werden. Dadurch kann die Planung und Durchführung einer Einzeldemonstration wesentlich erleichtert werden. Die Darstellung der einzelnen Schritte erscheint zunächst sehr umfangreich. In der Praxis jedoch werden sie (unbewusst) in der Regel genau so ablaufen.*

Lernziele festlegen:
- Welche Lerninhalte sind noch offen, was soll der Schüler können bzw. kennen lernen (realistische Zielformulierung)?
- Kann der Praxisbegleiter der Schule mitwirken oder möchte er beobachtend und prüfend dabei sein?
- Wird die (Pflege-)Maßnahme an einem Bewohner/Patienten demonstriert? Oder ist eine technische Demonstration wie z.B. Umgang mit dem Sauerstoffgerät vorgesehen?
- Wo soll die Demonstration stattfinden, welche Möglichkeiten bietet die Pflegegruppe/Einrichtung?
- Wie ist die (momentane) Personalsituation? Gibt es personelle Ressourcen?
- Welche Termine/Absprachen stehen an (z.B. Therapien, Arztbesuche, Besuche von Angehörigen)?
- Welche Hilfsmittel werden benötigt/müssen besorgt werden?
- Wer soll daran teilnehmen?
- Sind noch andere Schüler der Einrichtung an der Demonstration interessiert?
- Wann, welcher Tag, welche Tageszeit ist geeignet, wann kann sich der Bewohner/Patient, Anleiter, Schüler oder das Team am besten darauf einstellen?
- Wie lange kann der Bewohner/Patient (z.B. aus gesundheitlichen Gründen) mit der Maßnahme „belastet" werden?
- Wie lange kann das Team die Mitarbeit des Anleiters/Schülers bei der „normalen" Tagesarbeit entbehren?

Nach Prüfung der inhaltlichen, personenbezogenen und institutionellen Voraussetzungen und den erforderlichen Absprachen kann der nächste Schritt folgen:

8.3.2 ⋮ Vorbereitungen treffen

Zielorientiert vorbereiten:
- Lernziel endgültig vereinbaren, Bezug zur letzten Anleitungssituation herstellen.
- Evtl. mit dem Praxisbegleiter Kontakt aufnehmen.
- Abklären, auf welchem Vorwissen aufgebaut werden kann, wo/wie sich der Schüler zusätzlich informieren kann (z.B. Informationssysteme, Standards, Lehrbücher).
- Mit dem Bewohner/Patienten sprechen und um sein Einverständnis bitten.
- Zeitpunkt und voraussichtliche Dauer absprechen, auch mit den anderen Mitarbeitern.
- Anleitungsverlauf und Vorgehen (Handlungskette) planen, Beteiligung des Schülers festlegen, evtl. schriftlich festhalten.
- Überlegen, was vorher, während der Situation oder danach erklärt werden soll.
- Zusammenhänge zwischen aktueller Symptomatik und evtl. abweichendem Vorgehen erläutern (Anamnese, biografische Faktoren).
- Aktivierungsmöglichkeiten und -chancen einbeziehen.
- Mögliche Schwierigkeiten/Störungen ansprechen (z.B. akute Veränderungen, Zweibettzimmer, männlicher Schüler auf Frauenstation).
- Prüfen der Hilfsmittel, Wirkweisen erklären, z.B. bei Lagerungsmitteln, Medikamenten, technischen Geräten.
- Nach nochmaliger Prüfung, ob alle Überlegungen vom Vortag noch gültig sind (z.B. im Hinblick auf den Gesundheitszustand des Bewohners/Patienten), Methode der Demonstration (Ganzmethode oder Teilmethode) und Form der Zusammenarbeit absprechen.

8.3.3 ⋮ (Pflege-)Maßnahme durchführen

Konkrete Schritte:
- Bewohner/Patienten begrüßen, Befinden prüfen und nochmals informieren.
- Evtl. Schild: „Bitte nicht stören!" anbringen.
- Material vorbereiten (mit dem Schüler oder durch den Schüler): z.B. frische Wäsche, Pflegemittel, Verbandmaterial, Einmalhandschuhe.

- Zimmer vorbereiten bzw. kontrollieren: Fenster, Heizung, Stellung des Bettes, Blickschutz, Ablagemöglichkeiten für Bettzeug.
- Möglichkeiten zur Entsorgung beschmutzter Hilfsmittel wie Wäsche, Einlagen, Verbandmaterial usw. bereitstellen.
- Bewohner/Patient bequem und günstig lagern, z.B. bei einem Verbandwechsel entsprechend der Lage der zu versorgenden Wunde.
- Günstigen Standort des Schülers festlegen, gute Sicht, Rechts- oder Linkshänder beachten.

- Maßnahme nach Pflegestandard durchführen, dabei über die einzelnen Handlungsschritte informieren.
- Schüler je nach Lernstand und Planung einbeziehen, Vorgehen begleitend oder nach Absprache anschließend erklären.

Je nach Wissensstand des Schülers kann die Durchführung nach der Ganz- bzw. Teilmethode demonstriert werden.

8.4 ⋮ Vorgehen nach der Ganzmethode

Bei der Ganzmethode demonstriert der Anleiter/ Fachlehrer durchgehend eine ganze Pflegehandlung, nachdem er Pflegeziel und Durchführung vorher (außerhalb des Zimmers) mit dem Schüler besprochen hat, z.B. Morgentoilette im Bett und Anlegen eines Kompressionsverbandes vor dem Aufstehen des Bewohners. Während der Pflegehandlung macht der Anleiter/Fachlehrer auf wichtige Beobachtungskriterien aufmerksam, z.B. Kontrolle des Kompressionsdrucks der Binde am Bein. Der Schüler beobachtet die einzelnen Handlungsschritte und gibt Hilfestellung, wo nötig, evtl. Halten des Beines beim Anlegen des Verbandes. Er versucht gleichzeitig, die Zusammenhänge zu verstehen:

- Anlegen des Verbandes vor dem Aufstehen,
- Widerstand des Bindenmaterials,
- Druck auf Muskulatur und Venen,
- Entstauung der Venen.

Der Schüler verbindet seine Beobachtungen mit seinem Wissen und beginnt zu „begreifen".

Bei der Ganzmethode lernt der Schüler die Durchführung einer Maßnahme in ihrem Zusammenhang kennen, er erlebt, wie sie innerhalb der Pflegeplanung ausgeführt wird.

Z *„Die Ganzmethode ist der Teilmethode überlegen, weil der Sinnzusammenhang als verbindendes Element beim Lernen erhalten bleibt."* (A. Vogel 1979)

8.5 ⋮ Vorgehen nach der Teilmethode

Bei der Teilmethode konzentriert der Anleiter seine Ausführungen zunächst nur auf einen Teil der Maßnahme, z.B. nur auf das Anlegen eines Kompressionsverbandes. Er schafft dadurch Gelegenheit, den schwierigeren Anteil einer Maßnahme gesondert zu erklären und zu üben. Er demonstriert (mit Einverständnis des zu Pflegenden) schrittweise und macht auf die wesentlichen Punkte aufmerksam.

B ***Beispiel 1: Anlegen eines Kompressionsverbandes.*** *Bei Frau M. muss morgens vor dem Aufstehen zur Vorbeugung gegen Thrombose ein Kompressionsverband angelegt werden.*

Verstehen: *Der Anleiter hat dem Leistungsnachweis der Schule entnommen, dass im vergangenen Theorieblock Maßnahmen zur Thromboseprophylaxe besprochen wurden. Er versucht*

deshalb, dem Schüler während seines Praxisblocks Gelegenheit zum Probieren, Üben und Festigen der praktischen Anteile des Gelernten, z.B. Anlegen eines Kompressionsverbandes, zu verschaffen. Zunächst überzeugt er sich davon, dass der Schüler die therapeutische Wirkung von Kompressionsverbänden verstanden hat und dass er weiß, was er beim Anlegen beachten muss.

Beobachten: *Nun plant er, an mehreren aufeinanderfolgenden Tagen mit dem Schüler gemeinsam den Verband bei Frau M. anzulegen. Er zeigt ihm, wie er die Binde hält, abrollt und wie er sie der Form des Beines folgen lässt. Zum Schluss lässt er den Schüler fühlen, wie stark die Spannung der Binde sein soll, damit sich ihre Wirkung entfalten kann und doch keine Schnürfurchen hinterlässt.*

Probieren: *Danach empfiehlt er dem Schüler, bei sich selbst oder bei einem Kollegen einen ersten Anlegeversuch zu machen.*

Handeln: An den folgenden Tagen wird der Schüler den Kompressionsverband anlegen, der Anleiter beobachtet, kontrolliert und gibt Rückmeldung.

Üben: Danach wird der Schüler allein weiter üben, bis ihm das Anlegen eines Kompressionsverbandes problemlos von der Hand geht.

Teilhandlung in die Gesamthandlung einbauen: Hat er durch dieses Vorgehen Sicherheit bei der Durchführung einer Teilhandlung gewonnen, kann er sie in die Gesamthandlung einbauen (Morgentoilette und Anlegen eines Kompressionsverbandes).

Die Teilmethode kann also als Vorstufe der Ganzmethode durchaus ihre Berechtigung haben.

B **Beispiel 2: Intramuskuläre Injektion.** Die Durchführung einer intramuskulären Injektion (i.m.) wird vom Anleiter als Lernsituation für den Schüler organisiert.

Verstehen. Bei den Vorbereitungen überzeugt sich der Anleiter vom notwendigen theoretischen Wissen des Schülers, lässt ihn die rechtliche Situation und mögliche Komplikationen aufzählen und mit eigenen Worten die Technik der Injektion wiedergeben. Der Anleiter kann sich dadurch ein Bild machen, wie gut der Schüler die Zusammenhänge erfasst hat.

Material vorbereiten. Das Vorbereiten des Materials vor der Injektion wird vom Schüler unter Aufsicht selbstständig durchgeführt, ebenso die Information des zu Pflegenden. Dabei ergänzt der Anleiter nur, wenn nötig.

Beobachten. Die Verabreichung der Injektion wird zunächst vom Anleiter selbst durchgeführt, der Schüler beobachtet hierbei Koordination und Ablauf der Handlung. An den folgenden Tagen wiederholt der Anleiter die Demonstration, der Schüler beobachtet und prägt sich die Vorgehensweise ein.

Handeln. Danach führt der Schüler unter Aufsicht die Injektion durch, der Anleiter beobachtet, kontrolliert und gibt Rückmeldung. Der Schüler wird die Injektion erst dann allein ausführen können, wenn er sich selbst sicher fühlt und der Anleiter/Fachlehrer dies bestätigen kann. Selbstverständlich müssen bei der De-legation von Injektionen die Rechtsgrundlagen beachtet werden. (Die Durchführungsverantwortung trägt die anleitende Person, der Schüler hat das Recht, bei Unsicherheit zu verweigern).

Üben. „Üben heißt, dem Vergessen entgegenwirken. Dabei kann dem Vergessen am besten entgegengewirkt werden, indem das Gelernte sofort wiederholt und durch nachfolgendes Üben gesichert wird" (nach A. Vogel). Beim Entsorgen des Materials hat der Schüler Gelegenheit, seine Hygienekenntnisse und die Sicherheitsvorkehrungen von Anfang an einzusetzen und zu üben.

Wichtige Regeln

Folgende Regeln sind zu beachten:
- Die einzelnen Handlungsschritte müssen begründet werden bzw. begründbar sein.
- Die Versorgung des zu Pflegenden darf durch die Maßnahme nicht gefährdet werden, deshalb rechtzeitig eingreifen, wenn Gefahr droht.
- Nicht über den Pflegebedürftigen reden, sondern mit ihm. Verständlich informieren, seine Wünsche respektieren.
- Obwohl der Zeitbedarf i.a. größer ist als im Alltagsgeschehen sollte trotzdem versucht werden, zügig und rationell zu arbeiten.
- Ideen des Schülers nach Möglichkeit einbeziehen oder im Nachgespräch aufgreifen. Keinesfalls abblocken: „So haben wir es schon immer gemacht!"

Die Achtung vor dem Pflegebedürftigen muss immer im Vordergrund bleiben, trotz gedanklicher Konzentration auf die pädagogischen und medizinisch-pflegerischen Inhalte einer Demonstration!

P Anregung: Überlegen Sie, an welchen Stellen in der Praxisanleitung Sie ein Vorgehen nach der Ganzmethode/nach der Teilmethode für sinnvoll halten.

8.6 ⋮ Nachbereitung

Nach jeder Demonstration muss immer zuerst wieder für das bestmögliche Wohlbefinden des zu Pflegenden gesorgt werden, z.B.
- bequem (zurück-)lagern,
- Zimmer aufräumen und wieder wohnlich herrichten,
- für Bettlägerige Klingel bereitlegen,
- lüften,
- Heizung regulieren,
- nach Wünschen fragen, evtl. zu trinken anbieten.

Danach das gebrauchte Material nach ökologischen Grundsätzen sortieren und entsorgen. Ein „Dankeschön" an den zu Pflegenden beschließt die praktische Demonstration. Danach erfolgt die Eintragung ins Dokumentationssystem und ins Praxishandbuch des Schülers.

8.7 ⋮ Nachgespräch, Beurteilung des Lernerfolgs

Das Nachgespräch ist zugleich Abschluss der Einzeldemonstration, in ihm sollen die Ereignisse und Beobachtungen zusammengefasst, kommentiert und beurteilt werden. Damit die Eindrücke noch lebendig sind, sollte es möglichst unmittelbar nach der Nachbereitung erfolgen. Wichtig ist auch hier die Gesprächsatmosphäre, sie kann durch das Verhalten der Beteiligten, ihre Wortwahl und durch einen ruhigen Raum gefördert werden.

Der Schüler hat Gelegenheit,
- über seine Beobachtungen und Gefühle zu reden,
- offen gebliebene Fragen anzusprechen,
- Wünsche nach Ergänzung und Übung zu äußern,
- seinen Standort im Rahmen der Ausbildung zu bestimmen.

Der Anleiter hat Gelegenheit, seine Beobachtungen während der Demonstration mitzuteilen über
- das Engagement des Schülers,
- sein Hintergrundwissen und seine kognitiven Fähigkeiten,

- seine praktischen Fähigkeiten (Handling),
- seinen Umgang mit dem zu Pflegenden,
- seine Sicherheit beim Einsatz der (Pflege-)Mittel.

Zusammenfassend werden alle Beteiligten festzustellen versuchen, ob das Lernziel erreicht wurde, wo der Schüler besondere Stärken oder Schwächen gezeigt hat und wie im weiteren Verlauf der praktischen Ausbildung entsprechend reagiert werden kann und soll. Damit ergibt sich zugleich eine Perspektive für die nächste Demonstration bzw. die Möglichkeit einer Vertiefung der zuletzt erworbenen Erkenntnisse und Fähigkeiten. Ein prüfender Vergleich mit den Anforderungen im Praxisleitfaden zeigt, wo der Schüler momentan steht.

Beide Anleitungsmethoden haben sich allein und in ihrem Zusammenwirken bewährt. Sie ergänzen sich im Lernprozess, vervollständigen die Lernangebote der Schule und führen zu eigenständiger Handlungskompetenz des Schülers.

Tab. 8.1 ⋮ Anleitungsmethoden

Vorzüge des Lernens beim Begleiten	Vorzüge der Einzeldemonstration
Dem Schüler einen Überblick über das Arbeitsfeld geben, Realität erleben lassen.	Lernmöglichkeiten individuell planen und systematisch vorbereiten, zusätzliche Informationsquellen und Medien hinzuziehen, Praxisbegleiter einbeziehen.
Lernchancen aus der Alltagssituation nützen, z. B. Sofortmaßnahmen bei Akutsituationen.	Durch Planung und Absprache Störungen von außen vermeiden.
Schwerpunkte setzen, Lernerfolge durch Wiederholungen sichern.	Umfangreiche Demonstrationen in Sequenzen aufteilen, in mehreren Schritten erarbeiten, bei Bedarf wiederholen.
Längerfristige Praxisaufgaben vereinbaren, z. B. Beobachtung eines Bewohners, Durchführung einer Pflegeplanung.	Vorbereitung und Durchführung zunehmend an Schüler delegieren.
Auf langfristige Wirkung von Pflegemaßnahmen hinweisen und analysieren, z. B. Behandlung eines Dekubitus.	Günstigen Zeitpunkt für die Maßnahme wählen (für Bewohner und Mitarbeiter).
Lernentwicklungen über einen längeren Zeitraum beobachten.	Schüler anderer Bereiche oder andere interessierte Personen hinzuziehen.
Anregung für notwendige Verhaltensänderungen geben und längerfristig beobachten.	Zeitaufwand, wenn nötig, von der Tagesarbeit unabhängig einsetzen, z. B. bei besonders schwierigen Maßnahmen oder Meinungsverschiedenheiten.

8.8 | Pflegestandards als Orientierungshilfe bei der praktischen Anleitung

B *Beispiel: Der Praxisbegleiter beobachtet bei seinem Besuch in der Pflegegruppe, dass Schülerin I. sehr unsicher beim Vorbereiten von Pflegemitteln für eine Dekubitusversorgung ist. Er erfährt, dass die Anleiterin längere Zeit krank war und die Schülerin deshalb von verschiedenen Mitarbeitern angeleitet wurde. Sie erlebte dabei unterschiedliche Vorgehensweisen und hörte verschiedene Meinungen.*

Da ein Schüler vor allem im Anfang der Ausbildung noch nicht in der Lage ist, eine Situation selbst zu beurteilen und sich seine eigene Meinung zu bilden, wird er durch unterschiedliche Vorgehensweisen und verschiedene Meinungen völlig verunsichert. Er ist auf eindeutige und unmissverständliche Vorgaben angewiesen. Zudem fühlt er sich häufig unter einem (selbstgemachten) Leistungsdruck, weil er trotz Schülerstatus möglichst frühzeitig „alles richtig machen will". Er möchte einerseits die Mitarbeiter nicht so oft bei ihrer Arbeit stören und nachfragen, und wünscht sich andererseits, bald eine Hilfe für das Team zu sein. Deshalb ist die Verwendung von Pflegestandards für die Anleitung von Schülern ein hilfreicher Schritt, sowohl für die Praxis als auch für die Schule.

B *Beispiel aus dem Krankenhaus: Während der Praxisbegleitung will die Fachlehrerin mit der Schülerin A. bei einer bettlägerigen Patientin eine Haarwäsche vornehmen. Bei der Vorbereitung dient der Pflegestandard „Haarwäsche" als Grundlage. Weil sich die Fachlehrerin aber unsicher ist, welche der beiden Alternativen im Standard laut Pflegeplan vorgesehen ist, wird der Praxisanleiter hinzugezogen. Dieser gibt noch einige Hinweise zur Handhabung der Haarwaschschüssel, und die Durchführung kann beginnen. Am Ende wird anhand des Pflegestandards die Durchführung nochmals besprochen und ausgewertet.*

Pflegestandards fördern also
- die Übereinstimmung der Pflegemethoden in der Pflegegruppe,
- die Übereinstimmung der Praxis mit den theoretischen Grundlagen,
- die Kompetenz der Mitarbeiter und
- das Vertrauen und die Zustimmung der zu Pflegenden in die Durchführung der Pflegemaßnahmen.

Pflegestandards führen zu denselben Vorgaben von allen Mitarbeitern für alle Schüler.

Wenn alle Vorgaben in ihren wesentlichen Aussagen übereinstimmen, werden nicht nur Anleiter und Mitarbeiter spürbar entlastet, auch der Schü- ler gewinnt an Handlungssicherheit und Selbstvertrauen, und dies spürt letzten Endes der Pflegebedürftige am meisten.

8.8.1 | Übereinstimmung von Theorie und Praxis

Auch die Schulen sind an der Diskussion um die Vereinbarung und Festlegung von Pflegestandards beteiligt. Sie vermitteln den Schülern das nötige Hintergrundwissen und bereiten sie auf die Arbeit mit Pflegestandards vor. Die Fachlehrer der Schule tauschen mit den Mitarbeitern der Einrichtung ihre Erfahrungen aus, profitieren von den Anregungen aus der Praxis und geben ihrerseits Rückmeldung und Anregung. Der Anleiter kann sich bei seinen Demonstrationen an den gegebenen Pflegestandards orientieren und sie in seine Planung einbeziehen. Er weiß auch, dass die anderen Mitarbeiter nach denselben Methoden arbeiten und ihn jederzeit vertreten können. Durch den Erfahrungsaustausch mit der Schule ist sich der Anleiter einer größtmöglichen Übereinstimmung mit den theoretischen Voraussetzungen des Schülers sicher. Abweichendes Verhalten muss er begründen und eventuell Alternativen in Einzelfällen aufzeigen (z. B. wenn besondere Wünsche bzw. Gegebenheiten bei Bewohnern/Patienten vorliegen).

Arbeiten mit Standards bedeutet für den Schüler:
- Er weiß, welches Ziel er mit der Maßnahme erreichen will.
- Er gewöhnt sich an systematisches Arbeiten.
- Er wird mit einheitlichen Methoden in der Pflegegruppe konfrontiert.
- Er kennt die Begründung für die einzelnen Handlungsschritte.
- Er kann sicher sein, dass es keine spontanen Veränderungen im Pflegeablauf ohne gemeinsame Absprache geben wird.
- Er kann die nötigen Hilfsmittel entsprechend einsetzen.
- Er fühlt sich insgesamt sicherer, weil er Standards jederzeit nachlesen und individuelle Unterschiede ansprechen kann.
- Er weiß, dass Theorie und Praxis in größtmögliche Übereinstimmung gebracht werden können.

Arbeiten mit Standards bedeutet für den Anleiter:
- Er ist sich übereinstimmender Pflegemethoden im Team sicher.
- Er kann sich leichter durch Co-Anleiter vertreten lassen.

- Er kann sich selbst jederzeit nochmals versichern und nachlesen, was gemeinsam vereinbart wurde.
- Er hat bei selten durchzuführenden Maßnahmen eine Orientierungshilfe.
- Er hat anhand von Pflegestandards objektive Beurteilungskriterien.

8.8.2 Beispiel für einen Pflegestandard: „Nagelpflege" (erarbeitet in der Münsterklinik in Zwiefalten)

1. Pflegeziele
- Nägel sind gepflegt
- hygienische Nagelpflege ist gewährleistet
- Wohlbefinden ist gestärkt
- Verletzungen/Entzündungen sind vermieden
- individuelle Wünsche sind berücksichtigt
- größtmögliche Kooperation ist erreicht
- Veränderungen sind erkannt

2. Vorbereitung

Material
(Hinweis: Pflegemittel möglichst patienteneigen)
- Waschschüssel mit Wasser (temperiert)
- Waschlotion
- Handtuch
- Nagelzange
- Nagelschere
- Nagelfeile
- Nagelbürste
- Nagelpflegeutensilien auf Wunsch
- Handcreme
- ggf. Fußcreme
- ggf. Behandlungsmittel nach ärztlicher Anordnung
- evtl. Nagellackentferner und Watte
- ggf. Einmalhandschuhe
- Abwurfmöglichkeit

Patient
- über die Maßnahme informieren
- individuelle Gewohnheiten erfragen

Raum
- geeigneter Raum (Bad/Patientenzimmer)

3. Ausführung
- Kommunikation während der gesamten Maßnahme aufrechterhalten
- zur Kooperation auffordern
- evtl. Nagellackreste entfernen
- auf Veränderungen achten
  - Pilze,
  - Risse,
  - Hornhaut

Fingernägel
- ggf. Einmalhandschuhe anziehen
- Hände ca. 1 Min. im warmen Wasser eintauchen

  - ggf. bürsten,
  - abtrocknen
- Nagelhäute mit dem Handtuch leicht zurückschieben
- Handtuch unter Hände legen
- Nägel bis an die Fingerkuppe rund zurückschneiden und feilen (Wünsche möglichst berücksichtigen)
- mit der Feile die Nägel reinigen
- ggf. Behandlungsmittel anwenden
- Hände anschließend gut eincremen, besonders am Nagelfalz
- nach Möglichkeit persönliche Wünsche mit einbeziehen (z. B. Nagellack)

Zehennägel:
- Füße ca. 1 Min. im warmen Wasser eintauchen
  - ggf. bürsten,
  - abtrocknen
- Nagelhäute mit dem Handtuch leicht zurückschieben
- Handtuch unter die Füße legen
- Nägel bis zur Zehenkuppe gerade zurückschneiden und feilen (Wünsche möglichst berücksichtigen)
- mit der Feile Nägel reinigen
- Füße anschließend gut eincremen, besonders am Nagelfalz
- nach Möglichkeit persönliche Wünsche miteinbeziehen

(Hinweis: Auf Wunsch oder nach Bedarf Fußpflege veranlassen)

4. Nachbereitung
- Entsorgung/Aufbereitung der gebrauchten Materialien (siehe Desinfektion)
- hygienische Händedesinfektion

5. Dokumentation
- Vorgang unter Benennung des Pflegestandards im Dokumentationssystem festhalten
- Besonderheiten sowie Veränderungen dokumentieren

6. Personen
- Anzahl: eine, ggf. zwei
- vorrangig Bezugsperson

7. Qualifikation
- ausgebildete Mitarbeiterinnen des Pflegedienstes, Auszubildende nach entsprechender Anleitung

9 Die Beurteilung – ein Kapitel für sich

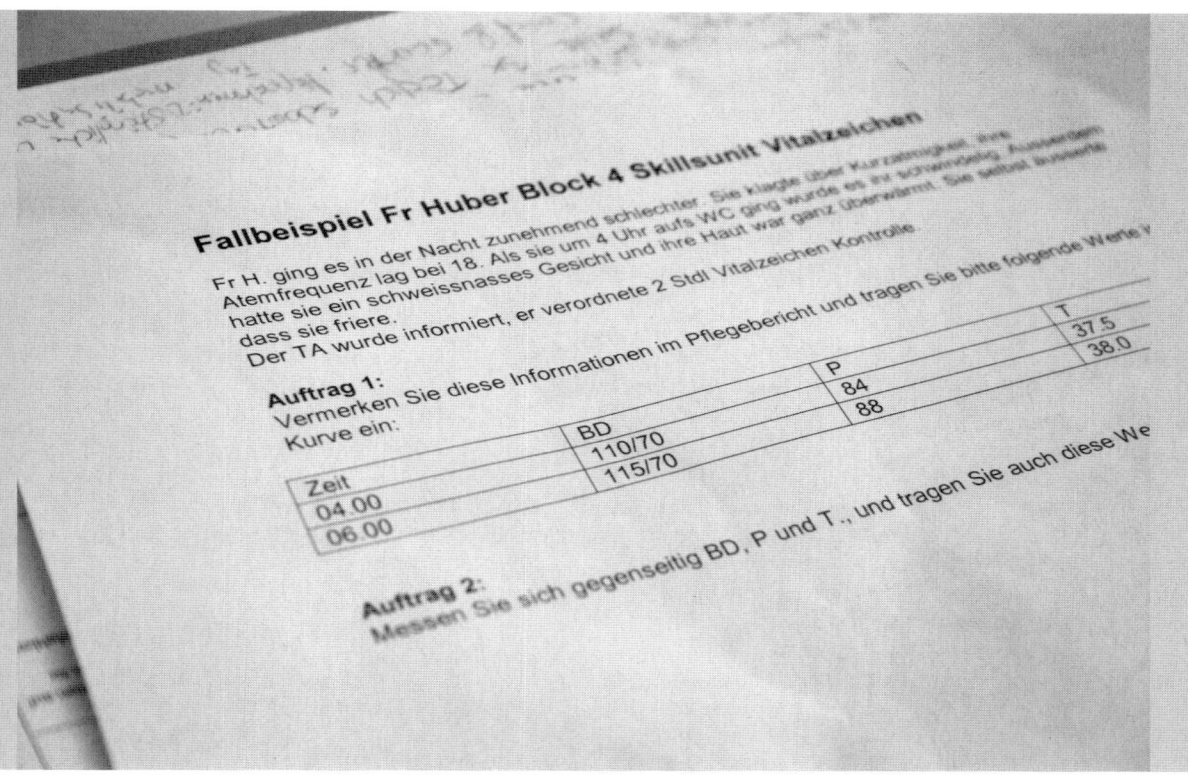

Fallbeispiel Fr Huber Block 4 Skillsunit Vitalzeichen

Fr H. ging es in der Nacht zunehmend schlechter. Sie klagte über Kurzatmigkeit, ihre Atemfrequenz lag bei 18. Als sie um 4 Uhr aufs WC ging wurde es ihr schwindlig. Außerdem hatte sie ein schweissnasses Gesicht und ihre Haut war ganz überwärmt. Sie selbst bemerkte, dass sie friere.
Der TA wurde informiert, er verordnete 2 Stdl Vitalzeichen Kontrolle.

Auftrag 1:
Vermerken Sie diese Informationen im Pflegebericht und tragen Sie bitte folgende Werte v Kurve ein:

Zeit	BD	P	T
04.00	110/70	84	37.5
06.00	115/70	88	38.0

Auftrag 2:
Messen Sie sich gegenseitig BD, P und T., und tragen Sie auch diese We

Überblick

9.1 ⋮ Die formalisierte Rückmeldung

Neben den in die Anleitungssituation „eingebauten" informellen, begleitenden Rückmeldungen des Anleiters zum Lernfortschritt des Schülers (3.5, S. 37 ff; 8.1.1, S. 87) sind zu verschiedenen Zeitpunkten der Ausbildung „offizielle" Rückmeldungen vorgesehen, bei denen gleichsam Bilanz gezogen und der Lernertrag im weiteren Sinne überprüft wird:

- am Ende von Praxiseinsätzen,
- bei Praxisproben,
- in fachpraktischen Prüfungen.

Im Gegensatz zur alltäglichen Rückmeldung erfolgt die Beurteilung hier in formalisierter Weise, z. B. im Rahmen eines Beurteilungsbogens, den der Anleiter am Ende eines Praxisblocks auszufüllen hat, und/oder in Form von Noten nach Absolvierung vorgegebener fachpraktischer Aufgaben, zu denen gegebenenfalls eine zusätzliche schriftliche Ausarbeitung eingereicht werden muss. In der Regel sind an solchen offiziellen Rückmeldungen weitere Personen, das Team bzw. der Lehrer für Fachpraxis der Schule, beteiligt.

Gut vorbereiteten praktischen Leistungsmessungen ist im Rahmen sozialpflegerischer Ausbildung ein sehr hoher Stellenwert zuzuweisen, da sie in besonderer Weise handlungsorientiert sind und damit eine einzigartige Möglichkeit bieten, entscheidende Kompetenzen des Lernenden einzuschätzen (vgl. Schewior-Popp 2005; S. 189).

9.2 ⋮ Grundsätzliches zur Beurteilungssituation

Beurteilungen sollen

- **realistisch** sein, d. h. den tatsächlichen Leistungsstand des Beurteilten wiedergeben.
- **gerecht** sein, d. h., sie sollen sich einzig und allein an den vereinbarten, zu überprüfenden Kriterien orientieren (s. Kriterienliste, Abb. 9.2, S. 104; 9.5.1, S. 108). Beurteilung darf nie ein Instrument zur Bestrafung sein, ebenso schädlich ist die Scheu vor schlechten Beurteilungen, wenn die Leistung den Anforderungen nicht genügt.
- **für den Beurteilten einsichtig** sein, d. h., sie müssen so begründet werden können, dass er die Gründe für die Bewertung zumindest verstehen und im besten Fall akzeptieren kann (angelehnt an „Beurteilungen in der beruflichen Weiterbildung", Norbert Grulke, 1996).
- **den Lernprozess fördern**, gerade in Zwischenprüfungen, indem sie dem Lernenden seine Stärken und Schwächen aufzeigen und ihn zum Weiterlernen motivieren.

9.2.1 ⋮ Es „menschelt" bei der Beurteilung

Ein großes Problem im Bemühen um die „richtige" Beurteilung ist die Angst vieler Anleiter vor dem Abgeben von Bewertungen. Hier spielt der Gedanke an die Anleiter-Schüler-Beziehung eine Rolle, die viele nicht gefährden wollen (s. 3.5.2, S. 40), der Wunsch, dem Schüler keine Steine in den Weg zu legen, aber auch Unsicherheit beim Anleiter, der sich vielleicht nicht genügend Urteilskompetenz zutraut oder auch keine Möglichkeit hatte, sie zu trainieren.

Ein weiteres Problem: subjektive Beurteilungsfehler (s. auch 3.2, S. 31 f), die sich unbewusst einschleichen, wenn der Beurteilende sich nicht immer wieder selbstkritisch hinterfragt. In Prüfungssituationen sind vor allem die folgenden Verfälschungstendenzen zu beobachten:

Einseitige Fixierung. Die Fixierung der Wahrnehmung auf bestimmte Punkte hat zur Folge, dass der Gesamteindruck verloren geht. Wenn der Schüler eine bestimmte Handlungseigenart zeigt, die der Beurteilende besonders gut findet oder besonders ablehnt, so kann es geschehen, dass dieser eine Aspekt – unbewusst – zur Grundlage der Bewertung gemacht wird.

Fixierung auf den Anfang oder Schluss. Eine ganze Handlungssequenz kann eventuell danach beurteilt werden, wie sie begonnen hat. Stimmt der Anfang, so ist der Beurteilende in positiver Erwartung, was nun kommen wird und wertet wohlwollender. Macht der Schüler gleich zu Beginn einen Schnitzer, so wird auch für den Rest der Prüfung nicht mehr viel von ihm erwartet. Genauso prägend kann der Schluss einer Prüfungssequenz sein, da der Schluss natürlicherweise noch am besten im Gedächtnis haftet. Dasselbe gilt für die Abfolge der Prüfung, wenn mehrere Prüflinge nacheinander beurteilt werden sollen.

„So wird nach einer sehr guten oder sehr schlechten Leistung für die Nachkömmlinge oft ein anderer Maßstab angelegt" (Grulke).

Vorurteile. Der Anleiter hat den Schüler über einen längeren Zeitraum erlebt und sich bereits ein inneres Urteil über seine Leistung gebildet. Er erwartet, dass der Schüler sich auch in der Prüfungssituation diesem Bild entsprechend verhalten wird. Änderungen in der Leistung des Schülers werden ihm eventuell nicht auffallen, vor allem wenn sie nicht sehr gravierend sind. Seine Beurteilung wird dann von seiner Vorerwartung bestimmt, nicht von der aktuellen Situation (self-fulfilling prophecy).

Fixierung auf Unwesentliches. Auch in der Prüfungssituation können Äußerlichkeiten, die nichts mit den zu überprüfenden Fähigkeiten zu tun haben (z.B. der äußere Eindruck), entscheidend auf die Beurteilung einwirken. Vor allem werden Dinge als störend empfunden, die im Gegensatz zur eigenen Persönlichkeit und zum eigenen Wertsystem stehen. Anleiter, die großen Wert auf korrekte Kleidung legen, nehmen z.B. leicht Anstoß an einem salopp gekleideten Prüfling usw. (s. 3.2.2. S. 32).

Die genannten Beurteilungsfehler lassen sich sicherlich nicht ganz ausschalten. Wichtig ist, sie sich vor der endgültigen Festlegung der Beurteilung selbstkritisch bewusst zu machen und sich nötigenfalls zu korrigieren.

Ein weiteres wichtiges Hilfsmittel sind Notizen während des Beurteilungszeitraums oder der Prüfung, die eine Fixierung vermeiden helfen und das Gedächtnis unterstützen.

P *Anregung: Überlegen Sie, wo Ihre Stärken und Schwächen im Beurteilungsgeschäft liegen. Zu welchen Beurteilungsfehlern neigen Sie?*

9.2.2 ⋮ Hilfen bei der Beurteilung

Die praktische Leistungsmessung stellt den Beurteiler nicht zuletzt deshalb vor eine schwierige Aufgabe, weil es ja darum geht, ein mehrdimensionales Geschehen in eben dieser Vielschichtigkeit, aber auch als Ganzes wahrzunehmen. Die Vorgehensweise des Schülers muss nach der gezeigten Handlungskompetenz, der kognitiven Leistung (theoretisches Wissen) und der sich dabei offenbarenden professionellen Einstellung bewertet werden.

Für eine derart komplexe Beurteilung empfiehlt sich ein mehrstufiges Vorgehen, bei dem sowohl der Gesamteindruck als auch einzelne Aspekte betrachtet und die Wertungen dann miteinander verglichen werden. Häufig wird zunächst der Gesamteindruck beurteilt, dann werden die einzelnen Beurteilungskriterien eingestuft und am Ende mit der Wertung des Gesamteindrucks verglichen. Ein umgekehrtes Verfahren ist ebenso möglich. Bei stark abweichender Einschätzung von Gesamteindruck und Einzelbewertung ist (selbst-)kritisch nach Beurteilungsfehlern zu fragen. Ebenso problematisch ist die häufig zu beobachtende Tendenz zu Mittelwerturteilen.

Unverzichtbare Richtschnur sind daher Handlungsbewertungslisten und Beurteilungs- bzw. Förderbögen (vgl. Abb. 9.1, Abb. 9.2, Tab. 9.1).

Handlungsbewertungsliste Blutdruck				
Unblutige, indirekte Blutdruckmessung: Auskultatorische Methode am Oberarm				

Allgemeines

- Der pflegebedürftige Mensch befindet sich im Ruhezustand.

- Bei Verlaufskontrollen immer unter gleichen Bedingungen messen: entweder im Liegen oder im Sitzen oder im Stehen.

- Ausschalten von Fehlerquellen, z. B.
  – bei Wiederholungsmessung Manschette immer vom Arm lösen, luftleer machen und erneut anlegen
  – laute Umgebungsgeräusche ausschalten

- Bei venösen oder arteriellen Gefäßzugängen, einem Shunt oder Lymphödem darf an dem betreffenden Arm kein Blutdruck gemessen werden.

Handlungsbewertungsliste	Bewertung			
Der/die Lernende:	R	F	ND	NE
01. richtet die Materialien: – geeichtes Blutdruckmessgerät mit Manschette passender Breite – Stethoskop – Dokumentationssystem – Stift	☐	☐	☐	☐
02. führt die hygienische Händedesinfektion durch	☐	☐	☐	☐
03. informiert die Person alters- und situationsgerecht über Zweck und Vorgehensweise	☐	☐	☐	☐
04. nützt die Möglichkeiten zur rückenschonenden Arbeitsweise	☐	☐	☐	☐
05. entfernt beengende Kleidung am Oberarm und lagert diese in Herzhöhe	☐	☐	☐	☐
06. legt die Blutdruckmanschette luftleer und straff am Oberarm oberhalb der Ellenbeuge an	☐	☐	☐	☐
07. beachtet, dass ableitende Schläuche nicht unmittelbar in der Ellenbeuge liegen und nicht abknicken	☐	☐	☐	☐
08. schließt das Ventil des Blutdruckapparates	☐	☐	☐	☐
09. tastet den Radialispuls	☐	☐	☐	☐
10. füllt die Manschette mit dem Aufblasballon bis der Manschettendruck den arteriellen Druck erreicht hat (Radialispuls ist nicht mehr tastbar)	☐	☐	☐	☐
11. steckt die Ohr-Oliven des Stethoskops ins Ohr	☐	☐	☐	☐
12. legt die Membran des Stethoskops auf die Arteria brachialis und fühlt dabei den Radialispuls	☐	☐	☐	☐
13. erhöht den Manschettendruck um ca. 30 mm Hg	☐	☐	☐	☐
14. lässt durch vorsichtiges Öffnen des Ventils Luft aus der Manschette mit einer Ablassgeschwindigkeit von ca. 2 – 5 mm Hg/Sek.	☐	☐	☐	☐
15. achtet auf pulssynchrone Strömungsgeräusche	☐	☐	☐	☐
16. liest den systolischen Wert am Manometer ab, sobald der erste Ton hörbar wird	☐	☐	☐	☐
17. entleert weiter die Manschette mit beschriebener Ablassgeschwindigkeit	☐	☐	☐	☐
18. liest beim letzten Ton bzw. beim deutlich leiser werden der Töne den diastolischen Wert ab	☐	☐	☐	☐
19. lässt die Restluft aus der Manschette	☐	☐	☐	☐
20. entfernt die Manschette	☐	☐	☐	☐
21. teilt das Ergebnis nach vorheriger Rücksprache mit dem Arzt mit	☐	☐	☐	☐
22. sorgt für die Umgebung der Person	☐	☐	☐	☐
23. desinfiziert die Hände	☐	☐	☐	☐
24. dokumentiert den Wert	☐	☐	☐	☐
25. leitet Auffälligkeiten sofort an den Arzt oder die zuständige Pflegeperson weiter	☐	☐	☐	☐
26. bereitet die Geräte, einschließlich der Reinigung der Ohr-Oliven, für weitere Messungen unter den entsprechenden Hygienevorschriften auf	☐	☐	☐	☐
Name: Gesamt				
Datum:				

R = Richtig   F = Falsch   ND = Nicht durchgeführt   NE = Nicht erforderlich

Abb. 9.1 ▪ Handlungsbewertungsliste Blutdruck
(aus Schewior-Popp: Lernsituationen planen und gestalten, 2005, S. 191)

9.3 ⋮ Beurteilung am Ende eines Praxiseinsatzes

Schüler-Problem 1: Unklarheit.

B *„Meine Praxisbeurteilung habe ich eigentlich erst aus der Benotung erfahren. Ein richtiges Gespräch fand nicht statt. Irgendwie war nie Zeit dazu. Natürlich wüsste ich schon gern, wie die Note entstanden ist. Ich hätte es auch schön gefunden, wenn ich noch selbst etwas zu diesem Praxiseinsatz hätte sagen dürfen.“ (Eine Schülerin)*

Die Schülerin fühlt sich durch die Beurteilung überfahren und auch verunsichert, da sie die Gründe für die Note nicht kennt. Sie kann aus dieser Form von Rückmeldung eigentlich nichts lernen (vgl. 3.5.2, S. 39). Dass niemand nach ihren eigenen Eindrücken gefragt hat, ist zudem ein Ausdruck mangelnder Wertschätzung.

Das leider in manchen Fällen unterbleibende Schlussgespräch ist ganz offensichtlich von entscheidender Bedeutung für die Integration des Erlebten und Gelernten, die wiederum bestimmend ist für den weiteren Lernprozess (s. 6.5.1, S. 76).

Anleiter-Problem 1: Unbehagen beim Beurteilen

B *„Diese Benoterei ist für mich als Anleiterin das Schlimmste. Ich sage den Schülern am liebsten schon während der Anleitung, was sie gut machen oder wo Fehler sind. Aber das Auswertungsgespräch am Schluss liegt mir immer schwer im Magen. Ich merke auch, ich schiebe das immer so lange vor mir her, bis eigentlich keine Zeit mehr ist. Dann wird das so hopplahopp mehr nebenbei erledigt. Aber irgendwie bin ich dann jedes Mal unzufrieden, wie es gelaufen ist. Ich weiß nur nicht recht, wie ich es anders machen soll.“ (Eine Anleiterin)*

Die Anleiterin fühlt sich wohl in der spontanen Rückmeldungssituation, meidet aber die Festlegung in der formalisierten Rückmeldung. Grund dafür kann mangelndes Vertrauen in die eigene (Urteils-)Fähigkeit sein oder auch die Angst, es sich mit dem Schüler zu verderben. Mit ihrer Vermeidungstaktik setzt sie sich der Konfrontation und dem eventuellen Widerspruch des Schülers gar nicht erst aus. Die Harmonie in der Anleiter-Schüler-Beziehung bleibt scheinbar gewahrt, doch letztlich erhöht sich die Unsicherheit aufseiten der Anleiterin ebenso wie aufseiten des Schülers (s. Schüler-Beispiel 1).

Die vorhergehenden Beispiele machen deutlich: Eine möglicherweise sogar mit einer Note verbundene Beurteilung, die zudem häufig nicht unter vier Augen, sondern gemeinsam durch Team und Anleiter erfolgt, stellt den „Ernstfall“ einer Rückmeldung dar. Zumal das Ergebnis auch Dritten, vor allem der

Schule, zugänglich gemacht wird. Damit daraus nicht wirklich ein Problem wird oder gar eine sinnlose oder destruktive Rückmeldung für den Schüler, die ihn in seiner Motivation eher lähmt als fördert (s. Schüler-Beispiel 1), sollten bereits im Vorfeld einige Voraussetzungen erfüllt werden:
- Auf keinen Fall darf z.B. die offizielle Rückmeldung für den Schüler sich auf ein einziges Auswertungsgespräch erst am Ende des Praxisblocks beschränken.
- Ebenso bedenklich bis unsinnig ist eine Bewertung oder gar Benotung allein im Rückblick, da sie fast zwangsläufig verfälschend ausfallen muss, sei es nun zum Positiven oder Negativen (s. „Fixierung auf den Schluss“, s. S. 98 f).

Im Idealfall sollte die Praxisbeurteilung eine Zusammenfassung und Auswertung aller vorangegangenen Rückmeldungen sein, die vom Anleiter und allen mit dem Schüler zusammenarbeitenden Teammitgliedern verantwortet wird.

Das geht aber nur,
- wenn der Schüler bereits zuvor kontinuierlich Rückmeldung im geforderten Sinne vonseiten des Anleiters und des Teams erfahren hat (s. 3.5, S. 37 ff), und
- wenn Zwischengespräche und Beurteilungen fest vereinbarte, institutionalisierte Termine werden, bei denen der Schüler konkret erfährt, wo er steht und sich gegebenenfalls um Verbesserung bemühen kann (s. 6.4, S. 75).
- Ganz wichtig: Der Anleiter sollte seine – positiven und negativen – Beobachtungen und Rückmeldungen im Praxisverlauf immer wieder schriftlich festhalten, um später eine Bewertungsgrundlage zu haben.

P *Anregung: Benutzen Sie ein Heft, eventuell eine Kopie des Praxisleitfadens des Schülers für laufende Notizen über die Leistungen des Schülers und Anmerkungen Ihrerseits.*

9.3.1 ⋮ Untrennbar: Zwischengespräche und Abschlussgespräch

Richtiger Rahmen

Zwischen- und Abschlussgespräch sind als Teile eines Ganzen zu sehen, da beide den Lernprozess strukturieren. So verstanden und eingesetzt wird die Beurteilung zu einem wichtigen Förderinstrument, das dem Lernenden Lernanreize bietet, weil es seine Stärken und Schwächen in präziser Form spiegelt. Wichtig ist hier bereits der Rahmen:

- Zunächst sollte der Termin ernst genommen und rechtzeitig eingeplant werden, das Abschlussgespräch nicht am letzten Arbeitstag des Schülers oder zu einem Zeitpunkt, an dem die meisten Teammitglieder nicht da sind.
- Es sollte genügend Zeit für das Gespräch angesetzt sein, umgekehrt sind Open-End-Gespräche zu vermeiden: Setzen Sie am besten einen Zeitrahmen.
- Die Gesprächsteilnehmer – der Schüler, eventuell auch das Team – sollten schon vorher aufgefordert werden, sich Gedanken zu machen, was sie sagen möchten. Sehr hilfreich sind hier Notizen. Unerlässlich sind solche Notizen aufseiten des Anleiters!
- Der Tisch sollte nicht mit anderen, nicht zur Sache gehörenden Unterlagen „zugebaut" sein. Schon äußerlich sollte deutlich signalisiert werden: Jetzt geht es um die Praxisauswertung und um nichts anderes.
- Die Sitzordnung sollte den Schüler nicht zum „Prüfling" oder gar „Angeklagten" machen. Lockernd kann schon wirken, wenn sich der Anleiter in der Runde über Eck neben den Schüler setzt, sodass Blickkontakt möglich ist.

Das Zwischengespräch

Zwischengespräche finden in der Regel, wenn nicht besondere Vorkommnisse zu besprechen sind, in der Zweiersituation Anleiter/Schüler statt. Die Auswertung einer ganzen Praxisphase kann eventuell durch Hinzuziehung des Teams bzw. der Co-Anleiter gewinnen, gerade wenn es um die Bewertung sozialer Kompetenzen geht. Die Besprechung der konkreten Endbewertung und Benotung sollte jedoch wieder unter vier Augen erfolgen.

- Inhalt:
  – Zur inhaltlichen Strukturierung hilft der beiden Gesprächsteilnehmern vorliegende Beurteilungsbogen, der eine an standardisierten Kriterien orientierte Rückmeldung ermöglicht (s. Abb. 9.2).
  – Die Standortbestimmung des Zwischengesprächs mündet dabei in konkrete Lernvereinbarungen zwischen Schüler und Anleiter (vgl. 5.3, S. 63).

- Gestaltung:
  – Eine Haltung der Wertschätzung und des aufrichtigen Interesses ist Voraussetzung für das Gespräch.
- Gesprächsverlauf
  – Für den Gesprächsverlauf gelten weitgehend die Regeln des „Rückmeldungs-Knigge" (s. S. 40 f).

Oberstes Gebot ist das Bemühen um Sachlichkeit. Wichtig ist, über eventuellem Negativem das Positive nicht aus den Augen zu verlieren.

Raum für Stellungnahme des Schülers

- Die Beurteilungsinstrumente bzw. -kriterien müssen allen Beteiligten bekannt sein. Transparenz im Hinblick auf die Bewertung hilft dem Schüler bei der Selbstreflexion.
- Der Beurteilte erhält Einsicht in die schriftlichen Unterlagen, z.B. die ausgefüllten Beurteilungsbögen. Für Zwischengespräche kann es interessant sein, wenn Anleiter und Schüler jeweils für sich die Bögen ausfüllen und der Schüler dann zu einem Vergleich angeregt wird.
- Der Anleiter begründet seine Bewertung und gibt eventuell notwendig werdende sachbezogene Erläuterungen dazu.
- Der Schüler hat die Möglichkeit nachzufragen und – ganz wichtig – selbst eine Stellungnahme abzugeben, die gehört und ernst genommen wird. Er kann dabei dem Anleiter und gegebenenfalls auch dem Team seinerseits rückmelden, wie er die Praxisphase empfindet/empfunden hat.
- Wenn nötig wird ein weiterer Gesprächstermin vereinbart, etwa wenn der Schüler sich der Sicht des Anleiters verweigert oder weiteren Gesprächsbedarf hat.
- Es werden neben der Beurteilung immer auch konkrete Hinweise für Verbesserungen gegeben. Schüler und Anleiter denken vor allem im Zwischengespräch gemeinsam über neue Lernwege nach, auf denen der Schüler eventuelle Defizite bearbeiten kann.
- Der Anleiter ermutigt den Schüler zu weiterer Initiative (vgl. 5.6, S. 65 f).
- Dennoch wird klar und ohne Beschönigung auf Mängel hingewiesen, auch wenn diese auf den heiklen Gebieten der Sozial- und Personalkompetenz liegen (vgl. 3.5, S. 37 ff; Abb 9.2, Bogen zur Sozialkompetenz).

Anleiter als Gesprächsmoderator

In dieser nicht einfachen Gesprächssituation ist möglicherweise der Anleiter in besonderem Maße gefordert, als Moderator dafür zu sorgen, dass die Gesprächspartner nicht in eine Verteidigungs- oder Anklagehaltung verfallen und das Gespräch unversehens zu einer gegenseitigen „Abrechnung" gerät. Die vorbildhafte Sachlichkeit und Wertschätzung des Anleiters kann den Gesprächsverlauf entscheidend beeinflussen.

P *Anregung: Planen Sie für das nächste Auswertungsgespräch eine äußere Form, die Ihnen angenehm erscheint. Übernehmen Sie im Gespräch bewusst immer wieder die Moderatorenrolle. Was fällt Ihnen schwer? Was klappt besser? Was könnte das nächste Mal noch verbessert werden?*

9.3.2 ⋮ Zwei Problemsituationen

Schüler-Problem 2: Enttäuschung

B *„Das Beurteilungsgespräch am Ende meines letzten Praxisblocks war ein richtiger Schock für mich. Ich hatte mich in dem Team wohlgefühlt und eigentlich das Gefühl, dass alles prima gelaufen war und meine Anleiterin und das Team sehr zufrieden mit mir waren. Plötzlich fingen sie an, kein gutes Haar mehr an mir zu lassen: Ich sei nicht zuverlässig und könne nicht selbstständig arbeiten. Ich bin aus allen Wolken gefallen.*
Vorher hat mich kein Mensch darauf angesprochen. Zwischengespräche gab es auch keine. Ich wusste gar nicht, wie ich mich verteidigen sollte. Vieles, was mir jetzt vorgehalten wurde, lag ja schon lang zurück." (Eine Schülerin)

Es liegt in der Natur der Sache, dass Schüler manchmal von ihrer Beurteilung enttäuscht sind. Im vorliegenden Fall
- geriet offenbar das Abschlussgespräch zur Abrechnung, bei der Positives unterging,
- kam möglicherweise die begleitende Rückmeldung zu kurz,
- war die Anleiter-Schüler-Beziehung anscheinend nicht von Offenheit geprägt.

Es wäre aber auch denkbar, dass die Schülerin Zwischenrückmeldungen verdrängt hat, um ihr Harmoniegefühl zu bewahren, oder dass sie eine falsche Selbsteinschätzung in Bezug auf ihre Fähigkeiten und Leistungen hat, die negative Rückmeldungen an ihr abprallen lassen (s. Anleiter-Beispiel 2). Zwischengespräche hätten Fehleinschätzungen auf beiden Seiten eventuell korrigieren können.

Anleiter-Problem 2:
Uneinsichtigkeit des Schülers

B *Ich möchte dem Schüler wirklich gerecht werden. Ich möchte auch nicht in bloße „Gefälligkeitsnoten" verfallen, sondern eine echte Leistungsbeurteilung abgeben, an der der Schüler sich orientieren kann und die ich ausführlich mit ihm bespreche. Aber ich erlebe immer wieder Schüler, die gar nicht hören wollen, was ich sage. Die starren nur auf die Note, und wehe, sie entspricht nicht dem, was sie erwartet haben. Andere haben eine solche Selbstüberschätzung, dass sie ihre Fehler auf keinen Fall akzeptieren. Dann bin ich der Böse, der sie ungerecht beurteilt hat." (Ein Anleiter)*

Die meisten Anleiter gehen sehr gewissenhaft mit dem Instrument der Beurteilung um und empfinden umso größere Enttäuschung, wenn dieses Bemühen vom Schüler nicht wahrgenommen wird. Das kann allmählich zu einem Vermeidungsverhalten wie im Schüler-Beispiel 2/Anleiter-Beispiel 1 führen.

Im geschilderten Fall wäre denkbar,
- dass die Anleiter-Schüler-Beziehung nicht stimmt,
- dass der Anleiter sich bei aller Sorgfalt zu sehr auf die Endbeurteilung konzentriert und zu wenig Zwischenrückmeldungen gegeben hat,
- dass der Schüler tatsächlich uneinsichtig ist,
- dass der Anleiter selbst „harmoniesüchtig" ist und Zustimmung vom Schüler verlangt, die dieser bei einer schlechten Beurteilung kaum geben kann.

Bei „uneinsichtigen" Schülern werden die Orientierung am „Rückmeldungs-Knigge" (s. S. 40 f) und der sachliche Ablauf des Beurteilungsgesprächs besonders wichtig. Trotz allem darf hier nicht die Beziehung zum Schüler im Mittelpunkt stehen, sondern das Bemühen um eine fachlich korrekte Rückmeldung, die von allen Teilnehmern des Beurteilungsgesprächs mitgetragen werden kann.

P *Anregung: Ergänzen Sie die Beispiele aus Ihrem Erfahrungsbereich und erarbeiten Sie Lösungsvorschläge.*

Beurteilungs- und Förderbogen					
Zwischengespräch			**Abschlussgespräch**		
	immer	häufig	selten	nie	Begründung
1. Kritikfähigkeit					
• kann konstruktive Kritik annehmen					
• erkennt eigene Schwächen und arbeitet daran					
• strebt danach, eigene Arbeitsergebnisse zu verbessern					
• kontrolliert eigene Arbeitsergebnisse					
2. Initiative und Engagement					
• fragt bei Unklarheiten nach					
• erkennt Aufgaben aus eigenem Antrieb und führt diese durch					
• ist bereit, Neues aufzunehmen und umzusetzen					
• erkennt und berücksichtigt bereichüber- greifende Zusammenhänge					
• erkennt Notwendigkeiten, setzt Prioritäten					
• wirkt bei gemeinsam zu leistenden Arbeiten mit					
• macht Vorschläge zur Verbesserung der Arbeitsabläufe					
• vertritt eigene Meinung					
3. Pünktlichkeit					
• erscheint pünktlich zum Dienst					
• hält Pausenzeiten ein					
4. Zuverlässigkeit					
• meldet sich bei Krankheit ordnungsgemäß ab					
• hält Zeiten und Absprachen ein					
5. Flexibilität und Belastbarkeit					
• kann sich auf veränderte Situationen einstellen					
• zeigt Ausdauer und Stetigkeit bei der Arbeit					
6. Verantwortungsbewusstsein					
• leitet Auffälligkeiten umgehend weiter					
• verschafft sich Überblick und holt Informa- tionen ein					
• erkennt sachdienliche Informationen und richtet sich danach					
• leitet Informationen korrekt und schnell weiter					
• geht rationell und umweltfreundlich mit Arbeitsmaterialien um					
7. Äußeres Erscheinungsbild					
• ist nach den Richtlinien des BG gekleidet					
• hält Hygienevorschriften ein					
• ist äußerlich gepflegt					
8. Freundlichkeit, Höflichkeit und Aufgeschlossenheit in Bezug auf pflegebedürftige Menschen/Angehörige					
• nimmt Anliegen pflegebedürftiger Menschen ernst					
• geht diskret mit vertraulichen Angelegen- heiten bzw. Informationen um					
• geht von sich aus auf pflegebedürftige Menschen zu					
9. Freundlichkeit, Höflichkeit und Aufgeschlossenheit in Bezug auf Kolleginnen (aller Berufsgruppen)					
• steht als Gesprächspartner zur Verfügung					
• geht von sich aus auf andere zu					
• verhält sich offen und fair					
10. Kooperation					
• ist zur Zusammenarbeit bereit					
• arbeitet mit Kolleginnen und Vorgesetzten zusammen					

Abb. 9.2 • Beurteilungs- und Förderbögen ermöglichen eine kriterienorientierte Rückmeldung an die Lernenden und fördern Lernvereinbarungen (aus Schewior-Popp: Lernsituationen planen und gestalten, 2005, S. 192).
Im hier gezeigten Bogen geht es um die Personal- und Sozialkompetenz des Schülers.

9.4 Praxisproben und fachpraktische Prüfung – Vorbereitung und Bewältigung

Schülerstress

B *„Praxisbesuche von der Schule waren für mich und für meine Anleiterin grässlich. Irgendwie war es jedesmal eine Prüfungssituation, weil ja immer eine Note gemacht wurde. Ich konnte meist schon die Nacht vorher nicht schlafen. Oft geht dann auch irgendetwas schief. Einmal ist die Bewohnerin, mit der ich die Ganzwaschung durchführen wollte, über Nacht krank geworden, und ich musste mich plötzlich auf einen anderen Bewohner einstellen. Ein anderes Mal ging eine Aktivierung daneben, weil die Bewohner an dem Tag überhaupt keine Lust hatten. Meine Anleiterin war immer genauso erledigt wie ich, wenn der Tag vorbei war."* (Eine Altenpflegeschülerin)

Anleiterstress

B *„An Prüfungstagen bin ich oft fast genauso aufgeregt wie meine Schüler. Viele Dinge müssen sie ja von der Schule aus anders machen, als es dann bei uns möglich ist. Das bringt Unsicherheit. Andererseits möchte man, dass die Schüler zeigen können, was sie gelernt haben. Und dabei weiß man, wie unberechenbar die Arbeit mit Menschen ist. Da kann schon die Tagesform des Betreuten vieles entscheiden."* (Eine Anleiterin in der Behindertenhilfe)

Der Anleiter ist an der Qualität der gezeigten Leistung beteiligt und ist mitverantwortlich für deren gerechte Beurteilung. Häufig fühlt er sich am Prüfungstag ähnlich auf dem Prüfstand wie der Schüler, schließlich war er dessen wichtigster fachpraktischer Ansprechpartner. Man wünscht einerseits dem Schüler ein gutes Abschneiden, zugleich schwingt auch ein wenig eigener „Anleiterehrgeiz" mit.

Im Folgenden wird der Versuch unternommen, einen Katalog mit Anregungen für eine erfolgreiche Vorbereitung und Gestaltung der Prüfungssituation zu erstellen. Weiter unten sind „Prüfungskiller" genannt, die nach Möglichkeit vermieden werden sollten. Grundvoraussetzung ist natürlich in jedem Fall eine gute, detaillierte Vorbereitung und Begleitung des Schülers.

9.4.1 Checkliste zur Bewältigung von Prüfungssituationen

Phase I

- Frühzeitige gemeinsame Vorüberlegungen, wenn der Schüler Einfluss auf das Prüfungsthema hat, z. B. bei einer Praxisprobe:
  - Was soll der Inhalt sein?
  - Welche Aktivität möchte der Schüler durchführen? Welche Person(en) kommt(kommen) dafür infrage?
  - Was braucht der Schüler für die Durchführung?
  - Welche äußeren Bedingungen müssen erfüllt sein (Raumbenutzung etc.)?
- Erster schriftlicher Entwurf des Schülers, den er dem Anleiter vorstellt.
- Betreute informieren und um Mitarbeit bitten.
- Team informieren und um Rücksicht bei der Planung bitten.
- Bei Prüfungen, in denen medizinisch-pflegerisches Wissen abgeprüft wird: Üben denkbarer Prüfungsinhalte, auch in leicht abgewandelter Form, bzw. mit unterschiedlichen Patienten.
- Klare Absprachen zwischen Schüler und Anleiter (wann kann geübt werden?).

Der Anleiter fördert und fordert in dieser Phase noch einmal bewusst die Eigeninitiative des Lernenden. Er nimmt ihm nicht etwa Verantwortung ab. Seine Aufgabe besteht darin, den Schüler dazu zu befähigen, dass er selbst seine Kompetenzen nutzt.

Phase II

- Äußeren Ablauf der Prüfung mit dem Schüler durchsprechen (auf jeden Fall am Tag vor der Prüfung), damit beide, Schüler und Anleiter, sich sicher fühlen.
- Vorbereitungen in die Wege leiten (Raumnutzung, Material).
- Bei Prüfungsaufgaben, die vom Schüler vorbereitet und eingereicht wurden und deren Ablauf stark vom Befinden eines Bewohners abhängt, sollte auch besprochen werden, wie auf ein verändertes Befinden eingegangen bzw. was ersatzweise gezeigt werden kann, falls der Bewohner an diesem Tag nicht ansprechbar ist.
- Gesprächsbereitschaft bei noch offenen Fragen deutlich signalisieren. Oft trauen sich die Schüler so kurz vor der Prüfung nicht zuzugeben, wenn ihnen noch etwas unklar ist.

Ermutigung und Lob sind für den Schüler in der Zeit unmittelbar vor der Prüfung besonders wichtig, aber auch ein offenes Ohr für seine (Prüfungs-) Ängste und ungeklärten Fragen. Der Anleiter sollte deshalb unbedingt Zeit für die jetzt erforderliche Begleitung finden.

Phase III

- Am Prüfungstag selbst kann schon die in netter Art erfolgende Begrüßung für alle Teile lockernd und entspannend wirken.
- Dem Anleiter kommt auch in der fachpraktischen Prüfung eine Art Mittlerrolle zu: sorgt er dafür, dass der externe Prüfer sich wohlfühlt, so kann die Prüfung in angenehmer Atmosphäre verlaufen.
- Wichtig ist auch hier wieder die Information: Wie bei der Arbeit auch, sollte jeweils kurz besprochen werden, wie der Ablauf geplant ist.
- Für den Schüler ist eine ruhige und ermunternde Haltung des Anleiters entlastend. Kleine positive Signale, ein Lächeln, ein Nicken, machen Mut.
- Im Prüfungsablauf sollten Anleiter und Prüfer möglichst allen Beteiligten, vor allem aber auch dem/den beteiligten Betreuten und Mitbewohner(n) signalisieren, dass sie ernst genommen werden und jeder ihnen zugewandt ist.

Während der Prüfung kann der Anleiter durch seine souveräne und wertschätzende Präsenz entkrampfend und beruhigend auf die gesamte Situation einwirken und dem Schüler so Raum geben, sich gut zu entfalten.

Phase IV

- Im abschließenden Gespräch (das auch vom Rahmen her angenehm gestaltet wird, s. S. 102) hält der Anleiter seine Notizen und entsprechende Unterlagen bereit. Er sollte sich um eine offene, objektive Haltung bemühen und sich nicht vom Urteil des Fachlehrers beeinflussen lassen.
- Umgekehrt sollte er aber auch selbstkritisch die Wahrnehmung hinterfragen (s. Beurteilungsfehler, S. 98 f).
- Inhaltliche Grundlage des Gesprächs kann die Kriterienliste der Prüfung sein (s. S. 108, vgl. Abb. 9.2).
- Der Schüler ist so rasch wie möglich über das Ergebnis zu informieren.
- Im anschließenden Zweiergespräch zwischen Schüler und Anleiter dürfen und sollen beide die Möglichkeit haben, offen, aber um Sachlichkeit bemüht zu sagen, wie sie die Prüfungssituation empfunden haben und wie es ihnen jetzt geht.

Durch seine Kompetenz und Bereitschaft zum fachlichen Austausch trägt der Anleiter dazu bei, die Beurteilung des Prüflings auf eine gute Basis zu stellen. Das Bemühen um größtmögliche Transparenz des Prüfungsergebnisses für den Prüfling und die Möglichkeit, die Prüfung mit dem Anleiter nachzubesprechen, hilft dem Schüler, die Bewertung einzuordnen, aus der Prüfung zu lernen und sich wertgeschätzt zu fühlen.

P *Anregung: Erweitern oder verändern Sie diese Liste nach Ihren Vorstellungen. Probieren Sie manches aus, streichen Sie in Ihren Augen Überflüssiges und markieren Sie, welche Punkte Sie beachten wollen.*

Prüfungskiller

Und hier noch die Liste der zu vermeidenden „Prüfungskiller":
- voreingenommene Grundhaltung,
- hektisches Verhalten,
- Unsicherheit beim Anleiter,
- unfreundliches Verhalten gegenüber dem externen Prüfer,
- Zurechtweisen des Schülers vor dem externen Prüfer,
- übertriebenes Loben und Ermutigen des Schülers,

- abwertende oder missverständliche Körpersprache,
- unsachliche Äußerungen im Beurteilungsgespräch.

Dass es durchaus einmal zu unterschiedlichen Beurteilungen einer Praxissituation zwischen dem von außen kommenden Praxisbegleiter der Schule und dem mit Insiderwissen ausgestatteten Anleiter kommen kann, zeigt das folgende Beispiel einer Praxisprobe in einer Wohngruppe für körperbehinderte Jugendliche:

B *Frieder hatte sich für seine dritte Praxisprobe im ersten Ausbildungsjahr eine nicht ganz einfache Situation ausgesucht: Mit der sechzehnjährigen, mehrfach behinderten Iris wollte er den Ablauf der morgendlichen Frühtoilette spielerisch darstellen und einüben, um ihr zu mehr Selbstständigkeit und Unabhängigkeit zu* verhelfen. Auf einen schönen, bunten Karton hatte er die einzelnen Schritte und Verrichtungen aufgemalt und ausgeschnitten. Die einzelnen Symbole lagen nun auf dem Tisch: aus grünem Papier die Seife, blau das Handtuch, rosa die Unterwäsche, gelb die Zahnbürste usw. Iris sollte nun die Symbole in der richtigen Reihenfolge ordnen und danach auf vorbereitete Kartons kleben. Es war Frieder klar gewesen, dass in dieser Anleitungssituation mehrere zusätzliche Personen anwesend sein würden: die Anleiterin und der Fachlehrer. Hatte er bedacht, dass er einen „Außenstehenden" in die recht intime Situation mit einbeziehen würde? Zunächst klappte es ganz gut. Frieder sparte nicht mit Lob und animierte seine „Schülerin" in bewährter Weise fortzufahren. Als aber die „rosa Unterwäsche" an die Reihe kam, konnte Iris nicht mehr an sich halten und begann schallend zu lachen. Frieder, zunächst amüsiert über seine lebensfrohe Bewohnerin, lachte mit, doch als das Lachen nicht mehr aufhören wollte, begann er es einfach zu ignorieren. Jeder weitere Schritt wurde nun von heftigen Lachsalven begleitet. Ein sinnvolles Weiterarbeiten war nicht mehr möglich. Doch Frieder saß mit ernstem Gesicht dabei und lobte Iris (... so wie er es in der Schule gelernt hatte!).

Das Nachgespräch war schwierig. Frieder saß steinern da und war „zu". Er hatte seine Aufgabe zwar zu Ende gebracht und sein Ziel erreicht, aber er hatte sich selbst und Iris dabei „verloren". Für den Fachlehrer war die Situation klar: Frieder hatte die Situation unterschätzt und Iris in eine peinliche Situation gebracht, die sie nur noch mit penetrantem Lachen überspielen konnte. Frieder wollte diese einleuchtende Interpretation nicht übernehmen. Auch die Anleiterin teilte diese Auffassung nicht. Was für den von außen Kommenden (Fachlehrer) so eindeutig schien, war für den Insider (Schüler/Anleiterin) keinesfalls naheliegend.

Während Frieder noch ganz unter dem Eindruck der erlebten Situation stand, konnte die Anleiterin artikulieren und begründen, dass das Lachverhalten von Iris Teil ihrer Behinderung ist und in vielen Situationen ihre Art darstellt, sich mit der Umwelt auseinanderzusetzen. Auf diese Weise konnte das Gespräch, das sonst sicher unbefriedigend verlaufen wäre, wieder in sachliche und fachliche Bahnen gelenkt werden und auch Frieder konnte sich wieder daran beteiligen und sein Vorgehen darstellen.

9.5 ⋮ Beurteilungskriterien – Wegweiser im Bewertungswirrwarr

Es kann nicht Aufgabe eines Anleitungshandbuches sein, Prüfungsinhalte und Beurteilungskriterien zu definieren oder gar über Sinn und Unsinn von Benotung zu diskutieren. Dafür gibt es eigene Bücher und ganze Gremien, die sich darüber den Kopf zerbrechen. Hier geht es nur darum, Ihnen als Anleiter einige Anhaltspunkte zu geben und in einem Überblick deutlich zu machen, worum es bei der Beurteilung geht.

Grundlage einer Beurteilung, gleichgültig, ob sie nun im Rahmen einer Praxisauswertung oder einer fachpraktischen Prüfung erfolgt, sind vorgegebene Beurteilungskriterien (z.B. anhand von „Standards", 8.8, S. 94 f), die von den Lernzielen (s. 5.2, S. 59 ff) bestimmt sind. Sie geben Auskunft darüber, welche Aspekte der Schülerleistung beurteilt werden sollen, z.B. seine soziale Kompetenz im Umgang mit den Betreuten und/oder die richtige Umsetzung medizinischen oder pädagogischen Wissens.

Durch die Art der Aufgabenstellung in der Prüfung wird festgelegt, welches Leistungsniveau, bezogen auf den Ausbildungsstand, beim Schüler vorauszusetzen ist: Im ersten Altenpflege-Ausbildungsjahr wird zum Beispiel die Beherrschung einfacherer pflegerischer Fertigkeiten vorausgesetzt, im dritten Ausbildungsjahr muss der Schüler auch komplexe Pflegehandlungen sicher und fehlerfrei durchführen können (s. 5.2.1, S. 60 f).

Der Ausdruck der Beurteilung in Punkten, Noten oder ähnlichem soll anzeigen, in welchem Maße der Schüler die Anforderungen erfüllt, ob er zum Beispiel die gezeigte Maßnahme folgerichtig, einfühlsam und

sicher durchgeführt hat, wie es die Aufgabenstellung verlangte (siehe dazu auch die Anmerkungen zur Benotung S. 110).

Einrichtungen und Ausbildungsstätten geben Lernzielkataloge, Beurteilungskriterien und Orientierungshilfen zur Benotung bis hin zu detaillierten Formblättern für die Leistungsauswertung an die Hand. Bestrebungen, die Ausbildungsrichtlinien und damit auch Lehrpläne und Prüfungsinhalte für pflegerische/sozialpflegerische Berufe zu vereinheitlichen und bundesweit festzuschreiben sind im Gange, der Prozess ist jedoch noch nicht abgeschlossen.

In dieser Übergangssituation beschränken wir uns im Folgenden auf eine knappe Übersicht über die drei Kernbereiche, in denen der Schüler im Laufe der Ausbildung Kompetenz erwerben soll – und die damit auch Gegenstand der Beurteilung sind. Je nach Arbeitsfeld und Ausbildungsstand wird dabei die Gewichtung der einzelnen Kompetenzfelder unterschiedlich sein.

Grundsätzlich bietet die praktische Prüfung die Möglichkeit, Wichtiges über die kognitiven und praktischen, sozialen und personalen Potenziale des Prüflings in ihrem Zusammenspiel zu erfahren. Fluide Anteile der Intelligenz spielen dabei eine entscheidende Rolle, z.B. die Fähigkeit, sich auf Situationen und Personen einzustellen, Veränderungen zu erkennen und rasch und angemessen auf sie zu reagieren, Lösungen auch für unbekannte Problemstellungen zu finden, sich in schwierigen Situationen eigenständig zurechtzufinden. Kriterien für diese komplexe Intelligenzfunktion zu definieren ist nicht ganz einfach und fordert vor allem eine gut durchdachte Aufgabenstellung. Werden im ersten Ausbildungsjahr Ansätze dieser Professionalität im Rahmen einfacherer Situationen verlangt, so muss der Schüler im zweiten Ausbildungsjahr schon weit mehr Sicherheit zeigen und im dritten Jahr komplexe Situationen aus dem Gesamtpool seiner Kompetenzen heraus meistern können.

9.5.1 Schwerpunkte der Beurteilung – zu bewertende Aspekte des Schülerverhaltens

I. Fachkompetenz (theoretische Kompetenz/ Handlungskompetenz)

1. Organisation des Arbeitsablaufs
- folgerichtige, situationsangepasste Planung, Durchführung und Nachbereitung

2. Umsetzung von Fachwissen
- korrekte Anwendung von medizinisch-pflegerischem bzw. pädagogisch-psychologischem Fachwissen
- genaue (Patienten-)Beobachtung und situationsangepasstes Handeln (auch im Sinne von prophylaktischen Maßnahmen, sowie im Hinblick auf die Bewältigung von Akutsituationen)
- Hygiene
- Beachtung der Sicherheit
- fachgerechter Umgang mit Material/Hilfsmitteln/ Medikamenten

3. Arbeitsleistung
- Geschick, Gewandtheit, Sicherheit
- Flexibilität, Erkennen von Prioritäten
- Problemlösefähigkeit in neuen Situationen
- Arbeitstempo

4. Bewältigung administrativer Aufgaben
- schriftliche Leistungsnachweise
- mündliche/schriftliche Berichterstattung
- Dokumentation
- Pflegeplanung, Entwicklungsbericht
- Planung von Veranstaltungen

II. Sozialkompetenz

1. Umgang mit Betreuten/Patienten
- wertschätzender Umgang (Anrede, Informierung, Umgangston, Wahrung der Intimsphäre)

- Wahrnehmung von und richtiges Eingehen auf körperliche/psychische/soziale Bedürfnisse des Betreuten
- Förderung von Selbstständigkeit, Erhalten von Ressourcen

2. Umgang mit Mitarbeitern
- Offenheit
- Verlässlichkeit
- Weitergabe von Information
- Kritikfähigkeit
- Teamfähigkeit

3. Umgang mit Angehörigen
- Information
- wertschätzender Umgang

III. Personale Kompetenz

1. Lernfähigkeit
- beobachtbare Lernfortschritte
- Fähigkeit, Zusammenhänge herzustellen
- Flexibilität, Anpassungsfähigkeit, Kreativität
- rasche Auffassungsgabe auch bei komplexen Abläufen, Problemlösefähigkeit
- Selbstständigkeit

2. Motivation
- Einstellung zur Arbeit, Engagement
- Verantwortungsbereitschaft
- Eigeninitiative

3. Psychologische Fähigkeiten
- Kontaktfähigkeit
- Einfühlungsvermögen
- Belastbarkeit (Umgang mit belastenden Situationen)
- Umgang mit Distanz und Nähe
- Konfliktfähigkeit

Wie die in I bis III erworbene Kompetenz im Einzelnen demonstriert wird, hängt von der Aufgabenstellung ab. Als Beispiel sei hier die Beurteilung der Vorbereitungsphase einer einfachen pflegerischen Maßnahme angeführt.

P *Anregung: Machen Sie sich als Anleiter möglichst früh und möglichst intensiv mit dem Anforderungskatalog vertraut, denn er gibt schließlich die Ziele vor, die auf dem Anleitungsweg erreicht werden sollen. Damit ist er ein hilfreiches Orientierungswerkzeug für den Anleiter, der entsprechend unterstützend und fördernd in den Lernprozess eingreifen kann, aber auch für den Schüler.*

Tab. 9.1 ⋮ Das Waschen eines bettlägerigen alten Menschen

Vorbereitung (nach Standardvorgabe) Individuelle Wünsche beachten!		realisiert	nicht realisiert
Bereitstellung von	2 Waschschüsseln mit warmen Wasser (n. Wahl)		
	2 Handtüchern		
	2 Waschhandschuhe		
	Seife oder Waschlotion		
	Hautpflegemittel (n. Wahl)		
	Kosmetikutensilien		
	Rasierapparat		
	Einmalhandschuhe, Wegwerfartikel für die Intimpflege		
	Gegenstände zur Mundpflege		
	frische Wäsche, evtl. Nachthemd		
	evtl. Blickschutz		
Sorge tragen für angenehme Raumtemperatur			
begrüßen, informieren, beobachten, reagieren			
Beachten hygienischer Grundsätze			

9.6 ⋮ Noten – ein bei aller Problematik wichtiges Instrument

„Die Beurteilung von Schülerleistungen ist nach wie vor mit Problemen belastet. Jeder selbstkritische Lehrende empfindet Unbehagen, wenn er möglichst objektiv und gerecht Leistungen beurteilen möchte und deutlich spürt, dass er den eigenen Ansprüchen nicht genügt. Die Literatur über Leistungsbewertungen und -beurteilung weist beeindruckend nach, dass viele subjektive Faktoren eine beeinflussende Wirkung haben. ... Während die didaktische Diskussion heute für den Wissensbereich hinreichend verlässliche Verfahren angibt, sind die Unsicherheiten im Verhaltensbereich, im Bereich der Fertigkeiten größer" (M. Bönsch, Altenpflege 6/1984).

Wieweit der Schüler die an ihn gestellte Anforderung erfüllt, wie nah er dem festgelegten Lernziel kommt, soll in der Regel in einer Note ausgedrückt werden.

Beurteilungsskala statt Noten

Die Note wird üblicherweise aus einem neutraleren Bewertungsschema mit Punktevergabe bzw. aus einer Beurteilungsskala gewonnen, wie sie viele Beurteilungsbögen bieten. Ein Beispiel für eine solche Beurteilungsskala liefert der oben angeführte Vorschlag zur Bewertung der Vorbereitung einer Ganzwaschung. Der Prüfer trägt seine Bewertung dabei per Ankreuzen ein. Die hier verwendete Skala ist sehr einfach und unterscheidet nur zwischen Ja und Nein.

Als Grundlage für die Erstellung kann ein Standard herangezogen werden (s. 8.8, S. 94 f).

Häufig wird mit mehrstufigen Skalen gearbeitet, die von einer „starken" über eine „mittlere" bis hin zu einer „schwachen" oder „völlig fehlenden" Ausprägung des zu beurteilenden Merkmals reichen (vgl. Abb. 9.2, Bogen zur Sozialkompetenz). Die Verwendung solcher differenzierterer Bewertungsskalen ist für die Beurteilung komplexerer Vorgänge unabdingbar.

Der Vorteil des Verfahrens liegt darin,
- dass Beobachtungen sehr rasch, also wirklich prüfungsbegleitend, dokumentiert werden können,
- dass die Abstufungen ein recht präzises Einschätzen der Leistung ermöglichen,
- dass sich die Beobachtungen mehrerer Prüfer, z. B. Anleiter/Lehrer für Fachpraxis, gut vergleichen lassen,
- dass eine Art „Leistungsprofil" des Schülers entsteht, das eine objektivere Bewertung zulässt,
- dass ein solches Profil auch für den Schüler selbst hilfreich ist, wenn es in der Nachbesprechung mit ihm angeschaut wird. Er erfährt so genau, wo er an sich arbeiten muss.

Die Auswertung der Beurteilungsskala wird schließlich in einer Note zusammengefasst. Nicht selten werden wir auf Zwischennoten zurückgreifen, um der Leistung des Schülers gerechter zu werden. Zur Orientierung hier eine Übersicht darüber, was die verschiedenen Noten eigentlich ausdrücken:

Sehr gut
Die Leistungen übertreffen überwiegend das geforderte Lernziel.
(Hervorragende Leistung ohne Einschränkung; sichere, differenzierte und breite Wissensbasis; klare, begründete, situationsangepasste Umsetzung des Wissens; eigenständige Auseinandersetzung mit Inhalten und Umsetzung.)

Gut
Das Lernziel wird ohne Einschränkung erreicht.
(Beachtliche Leistung ohne wesentliche Einschränkungen; sichere Wissensbasis; gute Umsetzung, die Einsicht in die Zusammenhänge verrät.)

Befriedigend
Das Lernziel wird im Allgemeinen erreicht.
(Solide Leistung mit geringen Einschränkungen; voll ausreichende Wissensbasis; angemessene Umsetzung.)

Ausreichend
Die Leistungen weisen Mängel auf, die jedoch in absehbarer Zeit behoben werden können.
(Noch akzeptable Leistung, allerdings mit größeren Einschränkungen; knappe Wissensbasis; Unsicherheiten in der Umsetzung; keine Anzeichen für ein Denken im Zusammenhang.)

Mangelhaft
Die Leistung entspricht nicht den Anforderungen, sie weist auf erhebliche Kompetenzdefizite hin.
(Unbefriedigende Leistung mit erheblichen Mängeln; lückenhafte Wissensbasis; fehlerhafte Umsetzung; Leistungsverbesserung möglich.)

Ungenügend
Die Leistungen entsprechen nicht den Anforderungen – selbst die Grundkenntnisse sind lückenhaft.
(Völlig unzureichende Wissensbasis; Unfähigkeit zur Umsetzung; Leistungsverbesserung erscheint nicht realisierbar.)

(Zusammengefasst und ergänzt nach Vorlagen Schule Witte, Stuttgart, und Berufsfachschule für Altenpflege des Diakonischen Instituts, Reutlingen)

9.7 ⋮ Beurteilungen sind immer relativ – und doch oft angemessen

Bei allen Orientierungshilfen und allem Bemühen um Objektivität bleibt es schwierig, Leistungen so komplexer Art, wie sie im sozialpflegerischen Bereich gefordert sind, zu beurteilen. Zu den Tücken des pflegerischen Alltags mit seinen viel Flexibilität verlangenden Anforderungen kommt die Verzerrung durch die Subjektivität aller Beteiligten (s. subjektive Beurteilungsfehler, S. 98 f). Jeder Anleiter hat, und sei es unbewusst, „Lieblingsschüler", jeder Prüfer hat „Lieblingsthemen", die ihm besonders wichtig sind und deren falsche Behandlung er besonders übel vermerkt. Die meisten Anleiter sind sich dieser Problematik nur zu bewusst, wie die Aussage der Anleiterin am Anfang des Kapitels und das Zitat von Manfred Bönsch zeigen.

Bewertungen, vor allem, wenn sie aus einer einzigen Leistungsdemonstration abgeleitet werden, wie etwa bei einer Prüfung, sind immer auch von Zufällen und Unwägbarkeiten, dem Befinden der Betreuten und vielem mehr abhängig.

Dennoch wäre es ein Fehler, dieses Dilemma durch die Vergabe von „Durchschnittsnoten" zwischen „gut" und „befriedigend" zu umgehen. Sie lassen den Schüler über seine tatsächliche Leistung im Unklaren, ja verführen ihn möglicherweise zu gefährlicher Selbstüberschätzung. Es kann nicht angehen, aus Gutmütigkeit Schüler, die den Anforderungen eigentlich nicht gewachsen sind, in eine verantwortungsvolle Tätigkeit zu entlassen, in der andere Menschen in hohem Maß von ihnen abhängig sind. Außerdem werten Durchschnittsnoten die Ernsthaftigkeit der Ausbildung ab („Mit Hilfsbedürftigen umgehen kann jeder.") und schaden damit dem Ansehen des ganzen Berufsstandes. Genauso ungerecht ist es natürlich, Schülern, die wirklich Hervorragendes leisten, die Anerkennung durch die entsprechende Note zu verweigern, weil man ja immer irgendetwas noch besser machen kann.

In der Prüfungs- und Beurteilungssituation ist höchste Sachlichkeit gefordert – auch dem „Lieblingsschüler" gegenüber, der sonst doch immer viel besser war. Selbst „unangenehme Schüler", die dem Anleiter viel zu schaffen machten, können durch unerwartete Leistungen überraschen, die bei allem menschlich verständlichen, aber unsachlichen inneren Widerstreben des Anleiters absolut gerecht und unabhängig bewertet werden müssen – ohne Ansehen der Person!

Doch soll hier die Notengebung, mit der sich viele Anleiter ohnehin schwer tun, nicht unnötig dramatisiert werden. Bis unsere Prüfungsordnungen bessere Alternativen anbieten, müssen wir uns bemühen, mit dem uns zur Verfügung stehenden Instrumentarium sinnvoll zu arbeiten. Dies ist durchaus möglich, wenn die oben angedeuteten Gesichtspunkte kritisch und bewusst berücksichtigt werden.

So ist in der Beurteilungssituation noch einmal in besonderer Weise das Selbstbewusstsein des Anleiters gefordert – gerade auch in der Zusammenarbeit mit dem Fachlehrer. Er darf hier durchaus auf die eigene Fachkompetenz und Beobachtungsgabe vertrauen und Mut zu einer eigenen, unabhängigen Wertung zeigen, sofern er diese sowohl dem externen Prüfer als auch dem Schüler gegenüber begründen kann.

P *Anregung: Beurteilen Sie die Leistungen des Schülers ab und zu inoffiziell für sich. Vergleichen Sie Ihre Wertung mit der von Kolleg(inn)en, um ein Gefühl für das Bewertungssystem zu bekommen.*

Auswertung des Fragebogens in Tabelle 2.2

Bitte kreuzen Sie jeweils an, ob Sie die in der Rubrik „Fragen" genannte Frage mit Ja beantwortet haben.

Zählen Sie dann die Zahl der Ja-Antworten pro Typ zusammen, so erhalten Sie Anhaltspunkte für Ihr Anleitungsprofil. Mischformen sind die Regel, doch meist zeigen sich deutliche Betonungen.

Anleitertyp	Frage Nr.	Anzahl Ja-Antworten
der Elterntyp (Typ E)	1, 9, 11, 18, 21, 26	
„der Partner" (Typ P)	4, 13, 16, 20, 24, 28	
„der Lehrer" (Typ L)	2, 10, 12, 17, 22, 27	
„der Chef" (Typ C)	5, 7, 14, 19, 23, 29	
„der Kumpel" (Typ K)	3, 6, 8, 15, 25, 30	

Literaturverzeichnis

Bandura, A.: Lernen am Modell. Ansätze zu einer sozial-kognitiven Lerntheorie. Klett, Stuttgart 1976

Bartoszek, G.: Praxisanleitung in der Weiterbildung. Krankenpflege 2 (1993)

Bauer, H. G. u. a.: Lern(prozess)begleitung in der Ausbildung. Wie man Lernende begleiten und Lernprozesse gestalten kann. wbv, Bielefeld 2006

Bergius, R.: Sozialpsychologie. Hoffmann und Campe, Hamburg 1976

Berne, E.: Spiele der Erwachsenen. 5. Aufl. Kindler, Rowohlt, Reinbek 2002

Berne, E.: Was sagen Sie, nachdem Sie „Guten Tag" gesagt haben? Psychologie des menschlichen Verhaltens, 19. Aufl. Fischer, Frankfurt 2007

Berne, E.: Transaktionsanalyse der Intuition: ein Beitrag zur Ich-Psychologie, 4. Aufl. Junfermann, Paderborn 2005

Birkenbihl, V.: Kommunikationstraining. Zwischenmenschliche Beziehungen erfolgreich gestalten. mvg, Landsberg am Lech 1997

Bönsch, M.: Beurteilungsmöglichkeiten. Altenpflege 6 (1984) 344

Büscher, C.: Lernbegleitung. Vom „Lernen machen" zum Lernen begleiten. Padua 2 (2006)

Darmann, I.: Kommunikative Kompetenz in der Pflege. Kohlhammer, Stuttgart 2000

DBVA Information, Organ des Deutschen Berufsverbandes für Altenpflege E.V. 5 (1990)

Dieckmann, R.; Kleinemeier, F.: Konzept der klinischen Unterrichtskräfte an der Krankenpflegeschule Bethel für die Praktikumseinsätze. DKZ 4 (1992)

Dietz, K. M.: Dialog. Die Kunst der Zusammenarbeit. 2. Aufl. Menon Verlag, Heidelberg 2001

Edelmann, W.: Lernpsychologie. Eine Einführung. 6. Aufl. Beltz Psychologie-Verlags-Union, Weinheim 2000

Ende, M.: Momo. Thienemann, Stuttgart 1973

Falk, J.; Kerres, A.: Brückenschlag von Theorie zu Praxis. Altenpflege 1 (1995)

Feige, J.; Spennhoff, R. (Hrsg.): JA zu jedem Tag: biblische Texte, Gebete und Betrachtungen. Aussaat-Verlag, Neukirchen-Vluyn, und Verlag Katholisches Bibelwerk GmbH, Stuttgart 1994

Fischer, R.: Transfer hat zwei Richtungen. Lernortkooperation auf curricularer Ebene. Padua 1 (2006)

Forum 24, Theoriegeleitetes Arbeiten in Ausbildung und Praxis. Kuratorium Deutsche Altenhilfe, Köln 1995

Gnamm, E.: Pflegestandards. Altenpflegerin und Altenpfleger 1–2 (1994)

Görres, S. u. a.: Auf dem Weg zu einer neuen Lernkultur. Wissenstransfer in der Pflege. Huber, Bern 2002

Grulke, N.: Beurteilungen in der beruflichen Weiterbildung. Arbeitspapier (1996)

Gudjons, H.: Handlungsorientiert Lehren und Lernen. 6. Aufl. Klinkhardt, Bad Heilbrunn 2001

Heckhausen, H.: Motivation und Handeln, 3. Aufl. Springer, Berlin 2006

Heider-Burkart, K.: Krankenpflegeschüler in der Depressionsstation. DKZ 1 (1993)

Hobmair, H.: Psychologie. Grundlagen der Altenarbeit, 3. Aufl. Bildungsverlag EINS, Troisdorf 2003

Huber, J.: Praxisbegleitung. Ein Lehrauftrag am Lernort Praxis. Padua 2 (2006)

Ingenkamp, K. (Hrsg.): Die Fragwürdigkeit der Zensurengebung. 9. Aufl. Beltz, Weinheim 1995

Jahn, G.: Zur Einbeziehung von Patienten in die Ausbildung von Krankenschwestern und Krankenpflegern, DKZ 5 (1991)

Kammermeier, M., Gürtler, K.: Das Herzstück der Ausbildung: „Der Praxisanleitung fällt eine entscheidende Rolle in der Altenpflegeausbildung zu". Altenpflege 4 (1996)

Kauffeldt, S. u. a.: Psychologische Grundlagen der Altenarbeit: gerontologische Grundlagen, Handlungskompetenzen, aktuelle Spannungsfelder. 2. Aufl. Bildungsverlag EINS, Troisdorf 2000

Keppler, L.: Klinik-Unterricht: ein curricularer Leitfaden. DKZ 4 (1992)

Keuchel, R.: Miteinander statt nebeneinander. Stand und Perspektiven der Lernortkooperation. Padua 1 (2006)

Kirchner, H.: Gespräche im Pflegeteam. 2. Aufl. Thieme, Stuttgart 1998

Köther, I. (Hrsg.): THIEMEs Altenpflege. Thieme, Stuttgart 2007

Krampe, E.-M.: Anne Rocksloh, Krankenpflegeschülerin. Krankenpflege 2 (1993)

Kugler, G.; Vier Jahre Krankenpflegegesetz. DKZ 12 (1989)

Lefrancois, G. R.: Psychologie des Lernens. Springer, Berlin 1994

Lummer, C.: Praxisanleitung und Einarbeitung in der Altenpflege. 2. Aufl. Schlütersche, Hannover 2005

Lung, H.: Sprache und Didaktik im Seminar. Ernst Reinhardt Verlag, München 1996

Mamerow, R.: Praxisanleitung in der Pflege. Springer, Heidelberg 2006

Martin, E.; Wawrinowski, U.: Beobachtungslehre: Theorie und Praxis reflektierter Beobachtung und Beurteilung. 5. Aufl. Juventa, Weinheim 2006

Rath, E.; Biesenthal, U.: Pflegeplanung und Pflegedokumentation. Pflege-Zeitschrift 12 (1994)

Roes, M.: Wissenstransfer in der Pflege. Neues Lernen in der Pflegepraxis. Huber, Bern 2004

Rogers, C. R.: Freiheit und Engagement: personenzentriertes Lehren und Lernen. Fischer, München 1989

Rogers, C.; Stevens, B.: Möglichkeiten, sich und anderen zu begegnen. Hammer, Wuppertal 2001

Runde, A.: Ideen und Werkzeuge. Instrumente und Methoden der Lernortkooperation. Padua 1 (2006)

Sacher, W.: Prüfen – Beurteilen – Benoten. Klinkhardt, Bad Heilbrunn 1994

Schewior-Popp, S.: Lernsituationen planen und gestalten. Thieme, Stuttgart 2005

Schulz von Thun, F.: Klärungshilfe. Handbuch für Therapeuten, Gesprächshelfer und Moderatoren in schwierigen Gesprächen, 15. Aufl. Rowohlt, Reinbek 2005

Schulz von Thun, F.: Miteinander reden. Bd. 1, 45. Aufl. Rowohlt, Reinbek 2006

Schulz von Thun, F.: Miteinander reden. Bd. 2, 29. Aufl. Rowohlt, Reinbek 2006

Schulte, J.: Die Mentorenfunktion in der praktischen Ausbildung. DKZ 5 (1983)

Steinborn, H. Ch.; Wilnböck-Buck, I. (Hrsg.): Ausbilder in der Industrie. Berichte zur beruflichen Weiterbildung, hrsg. vom BIBB, 139

Süß, M.: Gestaltung der praktischen Ausbildung in den Pflegeberufen. Handbuch für Ausbildende in der Krankenpflege, Kinderkrankenpflege und Altenpflege. Brigitte-Kunz-Verlag, Hagen 2001

van Houten, C.: Erwachsenenbildung als Willenserweckung. Verlag Freies Geistesleben, Stuttgart 1999

Vogel, A.: Krankenpflegeunterricht. Thieme, Stuttgart 1979

Völkel, I.: Praxisanleitung in der ambulanten und stationären Altenpflege. Urban & Fischer, München 2005

von Rad, M.: Psychotherapeut: der unmögliche Beruf. Psychologie Heute 1 (1997) 33

Vopel, K.; Kirsten, R.: Kommunikation und Kooperation. Pfeiffer, München 1984

Watzlawick, P.: Menschliche Kommunikation. Formen, Störungen, Paradoxien, 10. Aufl. Huber, Bern 2000

Weinberger, S.: Klientenzentrierte Gesprächsführung. Eine Lern- und Praxisanleitung für helfende Berufe. Juventa, Weinheim 2005

Wingchen, J.: Lerntechniken für Pflegeberufe. Brigitte Kunz Verlag/Schlütersche, Hagen 1999

Wingchen, J.: Das Eckige muss in das Runde. Faktenlernen organisieren und strukturieren. Padua 2 (2006)

Wirsing, K.: Psychologisches Grundwissen für Altenpflegeberufe: ein praktisches Lehrbuch. Beltz Psychologie-Verlags-Union, Weinheim 2000

Zimbardo, P. G.: Psychologie. 16. Aufl. Springer, Berlin 2004

Sachverzeichnis